A TÉCNICA
DE ALEXANDER

Dados Internacionais de Catalogação na Publicação (CIP)
(Câmara Brasileira do Livro, SP, Brasil)

Barker, Sarah
   A técnica de Alexander : aprendendo a usar seu corpo para obter a energia total / Sarah Barker ; [tradução Denise Bolanho]. - São Paulo: Summus, 1991.

   ISBN 978-85-323-0384-4

   1. Aptidão física 2. Relaxamento 3. Técnica de Alexander I. Título.

91-2085   CDD-613.7
                                                              -613.79
                                                              NLM-WB 541

Índices para catálogo sistemático:
1. Aptidão física : Higiene   613.7
2. Relaxamento : Higiene   613.7
3. Técnica de Alexander : Higiene   613.7

Compre em lugar de fotocopiar.
Cada real que você dá por um livro recompensa seus autores
e os convida a produzir mais sobre o tema;
incentiva seus editores a encomendar, traduzir e publicar
outras obras sobre o assunto;
e paga aos livreiros por estocar e levar até você livros
para a sua informação e o se entretenimento.
Cada real que você dá pela fotocópia não autorizada de um livro
financia um crime
e ajuda a matar a produção intelectual de seu país.

A TÉCNICA DE ALEXANDER
Aprendendo a usar seu corpo
para obter a energia total

Sarah Barker

Do original em língua inglesa
THE ALEXANDER TECHNIQUE
Learning to use your body for total energy

Copyright © 1978 by Batam Books

Publicado mediante acordo com Bantam Books, uma divisão do
Bantam Doubleday Dell Publishing Group, Inc.
Direitos desta tradução adquiridos por Summus Editorial

Capa: **Edmundo França/Casa de Criação**

Summus Editorial
Departamento editorial
Rua Itapirucu, 613 – 7º andar
05006-000 – São Paulo – SP
Fone: (11) 3872-3322
Fax: (11) 3872-7476
http://www.summus.com.br
e-mail: summus@summus.com.br

Atendimento ao consumidor
Summus Editorial
Fone: (11) 3865-9890

Vendas por atacado
Fone: (11) 3873-8638
Fax: (11) 3872-7476
email: vendas@summus.com.br

Impresso no Brasil

Sumário

Agradecimentos... 7

PARTE 1 A TÉCNICA DE ALEXANDER
Seus importantes benefícios 9

I A TÉCNICA DE ALEXANDER: como e por quê......... 11
Avaliação científica 11
Em sua melhor forma.................................... 12
A idade não é um obstáculo 12
Se você está com excesso de peso.................... 13
Suas emoções violentas................................. 13
Vivendo sem estresse 14
Sendo você mesmo...................................... 15
Efeitos benéficos em muitas doenças................. 15
Uma técnica para todos 17
Um método simples...................................... 17

II A DESCOBERTA DA TÉCNICA......................... 19
A história australiana.................................... 19
Crise no palco... 20
O paciente cientista 21
Uma missão única 22

PARTE 2	**A PRÁTICA DA TÉCNICA**	
	Como executá-la	61
	AS SETE AÇÕES	63
AÇÃO 1	INCLINADO-SE PARA A FRENTE E PARA TRÁS..................	67
AÇÃO 2	MOVIMENTANDO OS BRAÇOS	71
AÇÃO 3	CAMINHANDO COM FACILIDADE	79
AÇÃO 4	MOVIMENTANDO AS PERNAS	87
AÇÃO 5	CALCANHAR E DEDOS DOS PÉS	93
AÇÃO 6	FLEXIONANDO OS JOELHOS...................	97
AÇÃO 7	LEVANTANDO E SENTANDO	101
	UMA PEQUENA ROTINA DIÁRIA..............	111
	ALGUMAS SUGESTÕES ÚTEIS	121

Agradecimentos

Antes de começar a escrever um livro do tipo "como fazer", a respeito da técnica de Alexander, fiquei pensando durante muito tempo: a idéia de aprender a técnica em um livro parecia revolucionária e, possivelmente, herética. Então, lembrei-me de que seu criador, F. M. Alexander, descobriu sozinho a controlar o uso de seu corpo. Certamente, pessoas como nós, mesmo sem o seu talento, também podem aprendê-la se tiverem um conjunto de regras básicas seguras, como orientação.

Quando iniciei a necessária investigação e exame da edição original deste livro, recebi a ajuda de inúmeras pessoas às quais sou muito grata. Gostaria de agradecer aos diversos professores da técnica de Alexander, com quem estudei e passei muitas horas discutindo; e a todos os meus alunos, especialmente aqueles que participaram e, confiantemente, se beneficiaram das aulas experimentais que realizei durante a preparação deste livro. Um agradecimento especial aos meus colegas e assistentes do rancho Linda Vista, no Arizona, que me ajudaram com suas perguntas; e também a muitos amigos, que sempre me encorajaram e me deram a energia necessária para que eu prosseguisse.

Durante mais de uma década, desde a primeira edição deste livro, inúmeros colegas, assistentes e mentores enriqueceram meu conhecimento sobre a melhor maneira de transmitir os princípios da realização humana bem-sucedida. Embora não possa citar todos, eu lhes agradeço. Minha profunda gratidão à Universidade de Webster, Shakespeare and Company, em Lenox, Massachusetts, Universidade de Washington e Universidade de Pittsburgh, de cujo corpo docente agora sou membro. Todos esses lugares proporcionaram um ambiente adequado em que pude desenvolver minhas aptidões. Também sou grata aos milhares de estudantes que ensinei e me ensinaram. Sou muito grata ao meu marido, Jered Metz, e minha filha, Ravenna, que são uma fonte de força e alegria. Um agradecimento especial à minha mestra e professora, Marjorie Barstow, que nunca deixou de ser minha inspiração.

Meu colega Peter Trimmer, de Washington, colaborou com as fotografias que ilustram o livro. Para esta edição revista, Meredith Stead e John Knapp, professores de Nova York, também ofereceram sua ajuda com fotografias adicionais.

Sou grata ao professor Nikolas Tinbergen, da Universidade de Oxford, por seu notável discurso ao receber o Prêmio Nobel de Medicina em 1973, colocando a técnica de Alexander sob uma moderna perspectiva científica; ao professor Raymond A. Dart, professor emérito de anatomia e reitor emérito da Faculdade de Medicina da Universidade de Witwatersrand, África do Sul, pelos *insights* em seu *Anatomist's Tribute to F. Matthias Alexander*; ao dr. Frank Pierce Jones, assistente de pesquisas do Instituto Tufts para Pesquisa Psicológica, cujos estudos da técnica de Alexander contribuíram para a compreensão científica deste trabalho; ao dr. Wilfred Barlow, por seus relatos sobre o uso clínico da técnica no tratamento de pacientes; a Edward Maisel, cujo estudo, *The Alexander Technique: The Essential Writings of F. Matthias Alexander* (nova edição revista, Lyle Stuart, Inc., 1989), seleção indispensável dos escritos de Alexander, contribuiu para a valorização pública da técnica de Alexander. Em alguns trechos, com a generosa permissão de Maisel, parafraseio algumas passagens desse estudo. No prefácio da última edição de seu livro, Maisel cita palavras de Alexander, encorajando os alunos da técnica, o que ofereceu um novo incentivo para que eu desenvolvesse este trabalho.

Minha maior gratidão é para o próprio Alexander, que formulou as regras básicas para aqueles que seguiram seu exemplo.

Este livro não pretende refletir as opiniões das pessoas que me ajudaram. O projeto é inteiramente meu.

Sarah Barker

PARTE 1

A TÉCNICA
DE ALEXANDER

Seus Importantes Benefícios

I
A técnica de Alexander: como e por quê

Imagine uma técnica para transformar o funcionamento de seu corpo, tão simples que você pode aprender sozinho; uma técnica com resultados tão surpreendentes que pode, rapidamente, melhorar sua vida emocional e física, como uma porta que se abre para um outro mundo. Essa é a técnica de Alexander, que recebeu o nome de seu criador, F. Matthias Alexander, e é conhecida mundialmente como uma das descobertas mais extraordinárias de nosso tempo.

Avaliação científica

Muitas pessoas ficariam surpresas ao saber que aquilo que a técnica de Alexander pode fazer por elas eram seus surpreendentes resultados, não apoiados pelas mais respeitadas autoridades científicas. Nos anos que antecederam a morte de Alexander, em 1955, e nos anos seguintes, seus alunos e seguidores realizaram inúmeras pesquisas para comprovar suas descobertas. No Instituto Tufts de Psicologia Experimental, vinte e cinco anos de investigações — utilizando avaliação quantitativa e grupos de controle — esclareceram como a técnica de Alexander produz efeitos aparentemente milagrosos. Foi também reunido número impressionante de dados clínicos e relatórios médicos que comprovam sua notável eficácia.

Em sua melhor forma

Afora quaisquer sintomas clínicos específicos, a maioria das pessoas vive em condições bem abaixo do que podemos considerar ótimas. Nós nos "arranjamos", nos "viramos". A boa saúde é considerada, simplesmente, ausência de doença. Ao contrário da definição de vida do tipo "mantenha-o-nariz-acima-do-nível-da-água", a técnica de Alexander propõe, como normal, uma sensação exuberante e vital de bem-estar: liberdade física e facilidade, combinadas com flexibilidade mental e vivacidade.

Em nossa época, as pessoas começaram a valorizar o corpo como uma coisa única e maravilhosa. Aprendemos que não existe no mundo nenhum dispositivo — eletrônico, computadorizado ou a *laser* — que funcione com a infinita elasticidade ou que possua tantas qualidades delicadas como o corpo humano. Muitos de nós sabemos agora que, por ignorância e insensibilidade, limitamos desnecessariamente nossa atuação e que, atualmente, mais do que nunca, a chance de sobrevivência da humanidade depende da maneira como homens e mulheres ajudem a si mesmos.

Na verdade, esse fator pode se revelar mais crítico do que nossa habilidade para manipular o meio ambiente. Assim como, impensadamente, esgotamos os recursos naturais do planeta, diariamente abusamos do mais valioso de todos os recursos — nosso corpo — e esgotamos nossas próprias energias. Nós apenas começamos a perceber nosso enorme potencial.

A idade não é um obstáculo

Se você pensa que está muito velho para começar a aprender algo tão revolucionário, está enganado. Nunca é tarde demais. Mesmo após quarenta ou cinqüenta anos se maltratando continuamente, você pode começar a fazer uma mudança saudável e benéfica. John Dewey, um dos criadores da filosofia científica e da moderna educação, adotou a técnica de Alexander aos 58 anos. Como conseqüência, rejuvenesceu extraordinariamente e viveu outros significativos e vigorosos 35 anos. Dewey, aos 92 anos, atribuiu sua longevidade à prática da técnica de Alexander. George Bernard Shaw aprendeu a técnica aos oitenta anos e viveu até os 94 anos.

Se você está com excesso de peso

Através da técnica de Alexander você pode até adquirir uma aparência física mais delgada. Alguma coisa decisiva está faltando à nossa busca por uma aparência mais atraente. Possuímos dados suficientes sobre calorias, dietas e os perigos da gastrolatria; e também temos informações sobre boa forma física, aeróbica e exercícios pesados. Mas pouco ou nada se menciona sobre outro importante fator, que determina o sucesso para se adquirir um corpo harmonioso. O que dizer de nosso modo de lidar com o peso, seja ele qual for? Por que duas pessoas com pesos idênticos e a mesma constituição geral, com freqüência, possuem torsos diferentes, uma com cintura e tórax autênticos, a outra com um volume indefinido, porém bastante grande? Um resultado benéfico da técnica de Alexander é que melhora a maneira de sustentar o peso do corpo. Você parece mais harmonioso.

Suas emoções violentas

Todos nós estamos sujeitos a "estados" de diversos tipos, e não é novidade que o desenvolvimento humano em geral é retardado por reações de ansiedade indevidamente despertadas por emoções, preconceitos e hábitos arraigados. Portanto, o que muitas autoridades consideram mais impressionante na técnica de Alexander é expresso na afirmação de Aldous Huxley: "Se você ensinar um indivíduo a ter consciência de seu organismo físico e a usá-lo como foi destinado a ser utilizado, você pode mudar sua atitude perante a vida e curar suas tendências neuróticas".

Huxley deve ter contado sua própria história como exemplo. O famoso escritor passou todos os seus dias fisicamente doente, até estudar a técnica de Alexander e transformar-se. Ele tinha começado a se afastar das pessoas, achando que suas energias físicas e mentais se consumiam com o contato social, e sentia uma terrível depressão e uma insônia crônica que quase impossibilitavam seu trabalho. Em vão, tentou praticar jardinagem, ioga e outros tratamentos; foi a técnica de Alexander que lhe revelou uma nova maneira de viver.

Será que a técnica realmente exerce alguma influência em nossos problemas mentais e emocionais? O professor Frank Pierce Jones, o primeiro pesquisador científico dentre os especialistas da técnica de Alexander, observou que, embora os efeitos físicos da técnica sejam realmente notáveis, "os efeitos psicológicos são ainda mais importantes". Alguns deles, notou, naturalmente podem ser explicados como resultados favoráveis de qualquer melhora na condição física, pois uma mudança na atitude mental em geral se reflete na melhoria da saúde. Os indivíduos que sofrem de depressão crônica descobriram que mudando a postura deprimida do corpo para uma atitude aberta e equilibrada, os sentimentos de depressão desaparecem gradualmente. Da mesma forma, há uma melhora em nossa auto-imagem quando nos sentimos mais desenvoltos fisicamente. Descobrimos também que gostamos mais das outras pessoas quando temos sentimentos mais tranqüilos a nosso respeito.

Mas, além desses resultados agradáveis, relatados também em outras terapias, Jones observou em sua própria experiência "um aumento quase imediato do controle mental e emocional". Isso se deve ao fato de a técnica de Alexander proporcionar uma abordagem viável que ataca diretamente os problemas emocionais, e a partir de então já não estamos mais simplesmente à mercê da angústia, preocupação, raiva, pânico.

Vivendo sem estresse

Podemos verificar facilmente como isso acontece. A próxima vez em que estiver irritado, repare se fecha as mãos ligeiramente, ou até mesmo com muita força. Quando está irritado, talvez você curve os ombros e mantenha o tórax em uma postura rígida. Ou, se estiver tomado de ansiedade, talvez faça movimentos nervosos.

Essas são as reações visíveis. Interiormente, existem estados inconscientes de tensão que podem originar atitudes que interferem em nosso relacionamento com as outras pessoas.

Ao relaxar os punhos cerrados ou evitar movimentos nervosos, através da técnica de Alexander, descobrirá que seus sentimentos estão mais controlados, uma vez que você não continua alimentando-os com a tensão corporal.

Ao interromper o ciclo de alimentação dos sentimentos através da tensão do corpo, talvez venha a descobrir que não sente mais nenhuma ansiedade — a não ser imaginar o destino da raiva ou pânico. Assim, livre de angústias, em pouco tempo você poderá experimentar totalmente as emoções e começar a pensar novamente com clareza.

O novo controle consciente não impede que você sinta todos os estados emocionais — se isso acontecesse, a vida seria sem graça e aborrecida —, mas, se não estiver limitado a uma reação temerosa ou irada para todas as ocasiões, será capaz de dar espaço para reações mais espontâneas.

Sendo você mesmo

A técnica de Alexander tem um valor especial para pessoas que não desejam tomar remédios ou mudar de uma terapia para outra, esperando algum tipo de alívio emocional. Existem milhões de pessoas nessa condição de meia-vida, enfrentando depressões e ansiedades com um arsenal de tranqüilizantes e experimentando esperançosamente todas as novidades passageiras. Se elas recorrerem à técnica, não haverá nenhuma fórmula mágica que resolverá imediatamente seus problemas; pelo contrário, descobrirão que há escolhas em suas vidas e que podem conscientemente interromper hábitos debilitantes de uma vida inteira. A liberdade e o bem-estar estão à sua disposição.

Efeitos benéficos em muitas doenças

Talvez muitas pessoas achem difícil acreditar nas curas clínicas, aparentemente fantásticas, atribuídas à técnica de Alexander; porém, esses relatos extraordinários são de médicos e cientistas bem conceituados.

Em 1973, o professor Nikolas Tinbergen, ao receber o Prêmio Nobel de Medicina, dedicou metade de seu discurso à técnica. Ele contou que seu interesse por ela foi despertado por uma pequena experiência que tentou com sua família. Ele, sua mulher e uma das filhas aprenderam a técnica ao mesmo tempo. À medida que a musculatura do corpo começou a funcionar de modo diferente, observaram "com crescente espanto" os maravilhosos resultados. Notaram, por exemplo, que a técnica ocasionou "surpreendente melhora em distúrbios tão diversos como pressão sanguínea elevada, respiração, sono pesado, disposição geral e prontidão mental, resistência contra pressões externas e também em habilidades tão precisas quanto tocar um instrumento de corda".

Tinbergen afirmou ainda a possibilidade de que outras doenças relacionadas ao estresse pudessem se beneficiar com a técnica: reumatismo, incluindo diversas formas de artrite; doenças respiratórias, como a asma; deficiências circulatórias que podem levar à hipertensão arterial e problemas cardíacos; distúrbios gastrintestinais; problemas sexuais; enxaquecas e estados depressivos que muitas vezes levam ao suicídio. Todas essas e outras doenças, não transmitidas por vírus, afirmou, podem ser curadas pela técnica de Alexander.

Tinbergen concluiu que, embora a técnica não constitua uma panacéia a ser empregada em todos os casos, "não há dúvida de que muitas vezes tem efeitos profundos e benéficos; e, repito, tanto na esfera mental quanto na somática".

Um médico, o dr. Wilfred Barlow, realizou uma pesquisa com um grupo de homens e mulheres que praticavam a técnica de Alexander há muito tempo e relatou que eles não apresentavam doenças das coronárias, câncer, ataques, artrite reumatóide, deslocamento de discos, úlceras, distúrbios neurológicos e distúrbios mentais graves. Para Barlow essa estatística era "quase inacreditável" e ele concluiu que 99% da população precisava da técnica.

O *British Medical Journal* publicou uma carta em que dezenove médicos defendiam a técnica, por sua notável eficiência no tratamento de diversos casos, e pediam o apoio dos profissionais para que a reconhecessem e a avaliassem. Infelizmente, ninguém fez a avaliação. Embora exista um grande número de testemunhos, não se realizou nenhuma investigação científica completa sobre as afirmações médicas referentes à técnica.

Portanto, faz-se necessário uma advertência. Se você tiver qualquer doença ou indisposição — mesmo que seja provocada ou agravada pelo contínuo desgaste imposto por maus hábitos muscolares —, apenas o seu médico pode recomendar a técnica de Alexander como tratamento para os seus males.

Uma técnica para todos

Pessoas de todas as condições sociais e profissões se beneficiam com a técnica de Alexander. Aqueles cuja ferramenta de trabalho é o corpo — atores, bailarinos, atletas — estão adotando a técnica como parte importante do programa de treinamento e manutenção. Os conservatórios musicais e as universidades mais avançados mantêm em seus programas aulas sobre a técnica de Alexander. Muitos músicos profissionais atribuem uma rápida recuperação e contínua facilidade para tocar instrumentos ao estudo da técnica. Os pacientes de instituições médicas de Londres, Nova York e outras grandes cidades consideram-na um valioso recurso da fisioterapia. Revistas de alta costura, como a *Vogue* e *Harper's Bazzar*, publicaram matérias sobre a técnica, enfatizando suas virtudes para melhorar a imagem e a aparência das pessoas.

Projetos experimentais em escolas primárias e secundárias de todo o mundo ocidental mostraram que a técnica de Alexander contribui significativamente para uma maior cooperação, atenção e auto-estima. John Dewey enfatizou que, somente ao incluir a técnica de Alexander na educação das crianças, poderemos torná-la verdadeiramente eficiente.

Um método simples

Este livro irá introduzi-lo no processo de pensamento e movimentos de Alexander. O método é simples e você pode aprendê-lo sozinho. De acordo com o professor Frank Jones, ''uma vez que a técnica de Alexander nada mais é do que a aplicação do método experimental aos problemas de comportamento diário, não há razão para adiar esse empreendimento por não haver um professor disponível''.

Na Parte I, o princípio de Alexander foi resumido em uma ação muito simples chamada de Movimento Básico (Capítulo IV). Ele proporciona uma orientação para qualquer perturbação física

17

ou mental que lhe cause transtornos. Ele oferece uma chave para orientá-lo em tudo o que você faz. Quer esteja sentado num teatro ou em pé, esperando o ônibus, você pode aplicá-lo facilmente.

A Parte II apresenta um programa sistemático de sete ações fáceis, que ensinam a ampliar o Movimento Básico como uma base para melhorar a qualidade de todas as atividades da vida diária. Essas ações facilitarão essas atividades, pois estão invariavelmente presentes em quase tudo o que você faz.

Entretanto, para compreender o princípio de Alexander e a técnica dele decorrente, precisamos aprender mais a respeito do próprio Alexander e sua grande descoberta. "Essa história de percepção, inteligência e persistência apresentada por um homem sem conhecimento de medicina", disse o professor Tinbergen em seu discurso ao receber o Prêmio Nobel, "é uma verdadeira epopéia de pesquisa e prática médica".

II
A descoberta da técnica

Muitas importantes inovações da ciência parecem permanecer à espera da pessoa notável para descobri-las. Afirma-se, por exemplo, que Newton e Leibniz, trabalhando independentemente, descobriram, mais ou menos no mesmo período da história, um poderoso instrumento da matemática, o cálculo.

Mas existem outros pontos cruciais, não menos significativos para o bem-estar da raça humana, aos quais se chegou à revelia das tradições de estudo e pesquisa. À primeira vista, a nova proposta parece ter-se desenvolvido inesperadamente no cérebro de seu criador. Após um exame mais detalhado, podemos concluir que ela realmente é, quase inteiramente, o resultado do talento específico daquele indivíduo e das circunstâncias especiais de sua vida particular. Isso certamente é verdadeiro para o modo como a técnica de Alexander foi descoberta.

A história australiana

Frederick Matthias Alexander é natural de um remoto posto de fronteira de uma região selvagem da Austrália. Ele nasceu em 1869 na ilha da Tasmânia, em uma pequena cidade chamada Wynyard. Não se sabe muito sobre seu pai, exceto que era pobre e trabalhador. Qualquer que seja a influência que possa ter exercido sobre o filho, ela foi ofuscada pela mãe do menino, mulher incomum, muito ligada à criança durante seus anos de formação.

Nessa remota e selvagem região, ela combinava dois de seus talentos, equitação e partejo (que incluía enfermagem e outros serviços médicos) para ajudar os vizinhos. Os médicos locais solicitavam com freqüência sua ajuda, e dizia-se que, algumas vezes, para atender a chamados urgentes, montava seu cavalo e saltava a cerca para não perder tempo abrindo a porteira.

Desde o início, Alexander foi diferente das outras crianças. Ele parecia ter uma desconfiança inata da rotina e educação convencionais e se recusava a aceitar qualquer coisa cegamente. Felizmente, seu professor, um escocês que emigrou para a Austrália para tratar da saúde, notou que por trás da intratabilidade daquele aluno havia algo mais que a rebeldia própria da juventude. Ele convenceu o pai de Alexander a deixá-lo tutelar o menino e dar-lhe aulas particulares à tarde. Assim, com uma educação não formal, Alexander ganhou prêmios e passou nos exames com facilidade.

Crise no palco

Ele poderia ter-se tornado o professor sonhado por seu tutor, mas a necessidade exigia que o filho mais velho trabalhasse, e assim arranjou um emprego na companhia local de mineração de estanho. Seu sonho era trabalhar no palco, pois o teatro era sua paixão desde a infância, quando, aos seis anos, começou a praticar o tipo de declamações tão populares naquele tempo. Aos dezenove anos, Alexander já era considerado um declamador perfeito de Shakespeare, e longe da companhia de mineração, poderia se considerar um autêntico ator profissional, apresentando recitais em palcos de cidades pequenas. Depois da mineração, exerceu uma sucessão de atividades incompatíveis. Finalmente, em Melbourne, onde se mantinha com trabalhos avulsos, decidiu tentar a sorte no teatro como ator, recitalista, ou ambos.

Entretanto, trabalhava numa situação desvantajosa, e foi essa incapacidade que se revelou como fator determinante em sua vida. Algumas vezes, durante os recitais, sua voz falhava completamente — fato inquietante para qualquer ator! A medicina convencional proporcionava-lhe apenas um alívio temporário. Enquanto isso, seu estado piorou gradualmente, até que finalmente foi obrigado a recusar compromissos, pois se considerava incapaz de levar a termo toda a apresentação. Uma noite, no meio de um importante compromisso na temporada de 1888, ele perdeu a voz e, desesperado, deixou o palco.

O paciente cientista

Foi o momento decisivo. Não haveria mais médicos; em vez de procurá-los, Alexander começou a examinar cuidadosamente o modo como se comportava no palco — com olhos atentos e concentrado em suas observações, o que é fundamental para o espírito de toda investigação científica.

O minucioso exame durou quase dez anos. A princípio, Alexander dedicou-se a descobrir a causa da perda da voz, com a ajuda de espelhos, durante os recitais. Logo, seu espírito analítico foi além do problema mais premente, e ele ficou fascinado com o trabalho do corpo, não apenas durante a fala, mas também durante qualquer atividade física. Após algum tempo, descobriu o mistério que o impedia de exercer sua atividade: ele notou que todos os seus movimentos eram acompanhados de uma ligeira tendência a retesar a parte posterior do pescoço e puxar a cabeça para trás e para baixo. Isso não acontecia apenas durante os recitais, mas também em conversas informais.

O ato de mudar a sustentação da cabeça, puxando-a para trás e para baixo era, na verdade, parte de um padrão corporal total, que incluía também levantar o tórax e curvar as costas. Esse padrão de atividade inconsciente constituía um preâmbulo a cada declamação. Ao se conscientizar dessas ações, ele percebeu que o mesmo padrão se repetia, como preparação involuntária, em todas as outras coisas que fazia, mesmo aquelas não relacionadas à fala. Nas atividades físicas diárias, da mais trivial à mais cansativa, ele começava com aquele ligeiro puxão da cabeça para trás e para baixo. Isso era mais visível na declamação formal, pois provocava uma depressão na laringe e uma aspiração audível, que, com um pouco de atenção, podiam ser vistas e ouvidas. Observou resultados semelhantes, em escala diferente, em todas as outras coisas que fazia; todas as outras atividades eram igualmente iniciadas com esses gestos repetitivos.

Uma missão única

Uma vez que os padrões de maus hábitos eram desencadeados por um reflexo inconsciente de puxar a cabeça para trás e para baixo, a solução óbvia era deixar o pescoço livre e mover a cabeça para a frente e para cima, tirando-a da posição recuada e abaixada, eliminando desse modo os efeitos negativos do uso incorreto.

Assim, após corrigir a longa incapacidade vocal que o havia afastado do palco, Alexander recomeçou a carreira teatral. Mas não por muito tempo. Enquanto avaliava as importantes conseqüências de sua surpreendente descoberta para o bem-estar físico, mental e emocional do ser humano, independentemente de profissão ou ocupação, afastou-se cada vez mais da representação, e finalmente abandonou o palco para se dedicar a uma única carreira, professor da técnica de Alexander. Ele continuou sua missão até a morte, aos oitenta e seis anos. Estadistas, industriais, atores, escritores, diplomatas, estrelas de cinema, atletas e celebridades de todos os campos o procuravam, e durante sua vida trabalhou tanto na Inglaterra quanto nos Estados Unidos. Através dos alunos, seus ensinamentos se difundiram pela Dinamarca, Israel, França, Suíça, Itália, Austrália, Nova Zelândia, África do Sul e outros países. Escreveu também diversos livros, e podemos encontrar uma valiosa compilação de seus escritos básicos em *The Alexander Technique: The Essential Writings of F. Matthias Alexander*, publicado por Edward Maisel.

A procura e a resposta

Talvez entendamos melhor a natureza da descoberta que subjaz a tudo que iremos aprender neste livro se pudermos resumi-la agora nos termos sugeridos no início do capítulo: um tipo especial de pessoa faz uma importante descoberta no contexto das circunstâncias de sua vida particular e totalmente isolada de qualquer tradição ou pensamento científico sobre o assunto.

O cenário é a Austrália da década de 1880, onde encontramos o jovem Alexander enfrentando um problema de sobrevivência. Sua grande paixão pelo teatro fazia com que se sentisse atraído por uma série de ocupações pouco desafiadoras, antes de, finalmente, iniciar uma carreira no palco.

Aos dezenove anos é um ator especializado em recitar longas passagens das obras de dramaturgos clássicos. A carreira parece certa — sua reputação aumenta e o único obstáculo é a ocasional, porém incômoda, tendência da voz para falhar durante as declamações.

Finalmente, devido a esse problema, procura auxílio na medicina. Entretanto, o médico não descobre a causa, mas receita um remédio.

Alexander recomeça sua profissão com confiança renovada, apenas para ver sua voz falhar completamente no meio de uma apresentação muito importante.

Inútil procurar outros médicos, pois ele nota que os médicos sabem ainda menos do que ele, sobre seu estado. Isso o deixa diante da desagradável escolha entre (1) abandonar o teatro ou (2) dedicar-se incansavelmente a descobrir a causa do problema. Longe de ser uma personalidade submissa, Alexander opta pela última escolha.

Enquanto restringe seus compromissos teatrais, dedica o resto do tempo a uma cuidadosa e meticulosa observação da única pista que possui — ele mesmo. Passa anos fazendo cuidadosa observação de cada movimento em um elaborado sistema de espelhos; os resultados demoram a surgir. Na verdade, foram necessários quase dez anos de pesquisa de todos os movimentos, mesmo os mais minúsculos, antes que o segredo se revelasse.

O segredo é uma pequena, porém perceptível, contração dos músculos da parte posterior do pescoço, que precede todos os esforços da articulação vocal. Alexander encontrou a chave; depois, virá o tratamento. Ele precisa relaxar a contração e permitir que a cabeça se movimente para a frente e para cima.

Superando hábitos destrutivos

Basicamente, a ação mais freqüente que precede reações destrutivas e prejudiciais é uma contração que puxa a cabeça ligeiramente para trás e para baixo. O efeito consiste numa compressão da espinha dorsal que, repetida centenas de vezes por dia durante muitos anos, interfere na suave ação dos sistemas muscular e nervoso e em todos os órgãos vitais.

E esse é somente *um* hábito destrutivo, o primeiro de uma série, se aquele não for corrigido. No conjunto, essa série destrutiva pode comprimir o tronco, pressionando os delicados órgãos nele contidos, reduzindo a capacidade pulmonar e projetando o estômago para a frente. Além disso, leva a uma tensão contínua em alguns músculos, o que pode provocar a perda da voz, pressão sanguínea elevada e dores musculares e articulares crônicas.

Para cortar o problema pela raiz, precisamos impedir que o pescoço se contraia desnecessariamente. Isso significa usar a mente consciente para mudar os padrões musculares *sub*conscientes. Para examinarmos as coisas de que não temos consciência, precisamos empregar uma nova abordagem — uma abordagem que traga as sensações subconscientes para a mente consciente. Em cada ato, podemos permitir conscientemente que a cabeça se mova para cima, acompanhada do corpo.

As inibições puritanas

Uma importante conclusão surgiu do estudo e da observação de Alexander e de sua posterior experiência letiva: mente e corpo estão intimamente unidos. Eles formam um todo inseparável. O ser humano é um organismo psicofísico. Não somos divididos em corpo e mente.

Infelizmente, os hábitos de linguagem nos induzem a pensar dessa forma, a maior parte do tempo. "Mente sã em corpo são", dizemos normalmente, citando os antigos gregos, ao mesmo tempo em que visualizamos uma coisa mental encerrada em uma coisa material. Com freqüência, se tivermos inibições puritanas, tendemos a desprezar a parte material, considerando-a inferior, na verdade francamente inferior, comparada à mente ou parte superior. Com conseqüências desastrosas para a vida diária, podemos até mesmo insistir em acreditar que a atividade física da vida diária não é importante ou, pelo menos, é indigna de uma cuidadosa atenção. As folhas espalhadas no quintal, a confusão de papéis na escrivaninha, o lixo acumulado, a bagunça na cozinha, o asseio pessoal negligenciado ou esquecido... O desprezo pelo que é meramente "físico", erroneamente concebido, se manifesta em qualquer um dos milhares de costumes que nos aborrecem ou nos oprimem.

Sempre que nos dividimos em duas partes, uma física e outra mental, corremos o risco de jamais nos livrarmos de nossos males. Afinal de contas, o defeito é de uma das duas metades separadas: é "essa maldita perna", ou "meus pensamentos estão sempre vagando". Sempre temos alguma coisa para culpar. Em vez disso, poderíamos descobrir o que fazemos a nós mesmos e que nos impede de resolver nossos problemas.

III
Introduzindo a técnica de Alexander em sua vida

Introduzir a descoberta de Alexander em sua vida pode significar força, bem-estar e resistência em tudo o que você faz — até mesmo dormir. Além disso, os efeitos podem proporcionar alívio a uma ampla variedade de doenças provocadas, direta ou indiretamente, pelo estresse e excesso de tensão muscular.

A técnica não exige que você abrace uma nova religião ou filosofia. Ela simplesmente oferece uma abordagem biológica diferente daquela a que você está habituado, uma nova maneira de integrar pensamento e ação.

Sir Charles S. Sherrington, o importante fisiólogo ganhador do Prêmio Nobel, elogiou Alexander por sua descoberta. "Dar um passo não é tarefa exclusiva deste ou daquele membro", escreveu ele, "mas a atividade neuromuscular total do momento". Portanto, o australiano estava certo, disse ele, "tratando cada ação como algo que abrange a totalidade integrada do indivíduo, o homem como totalidade psicofísica".

Podemos facilmente ver por que tudo o que fazemos, seja casual ou essencial, sempre nos envolve em padrões de movimento e repouso. Não importa *qual* seja a atividade: deitar-se, ficar em pé, sentar-se, abrir e fechar portas, caminhar, entrar e sair de automóveis, fechar janelas, alcançar uma prateleira, escrever, desatarraxar tampas ou tirar rolhas. Sempre que realizamos qualquer uma ou todas essas atividades, nossos padrões particulares de movimento e repouso constituem o uso particular (palavra de Alexander) que fazemos de nós mesmos.

O que significa usar corretamente?

Talvez a maneira mais fácil de explicar a técnica de Alexander seja o conceito-chave da palavra "uso". Usar corretamente significa movimentar o corpo com o máximo de equilíbrio e coordenação de todas as partes, para que haja apenas o esforço absolutamente necessário. Usar incorretamente significa utilizar o corpo de modo casual: uma parte do corpo compensa, ao acaso e geralmente de modo ineficiente, o movimento de outra, para manter o equilíbrio e a estabilidade. Contudo, bem ou mal, tudo o que fazemos na vida se manifesta através da maneira como "usamos" a nós mesmos.

Quando o corpo está ereto, proporciona espaço suficiente para os órgãos e, assim, sua respiração pode massageá-los. Se você se curva para baixo, pressiona desnecessariamente os órgãos, que, como conseqüência, não desempenham sua função corretamente. A circulação torna-se mais lenta. Isso acontece também com a espinha; pois, a menos que as vértebras estejam apoiadas de modo uniforme, a pressão do corpo, sustentado por elas, não é dividida igualmente. Algumas partes da medula espinhal sentirão mais pressão do que outras. Algumas vezes, os nervos são pinçados, o que provoca o mau funcionamento das partes do corpo em que atuam.

Se você simplesmente tentar ficar ereto, o único resultado é que, ao mesmo tempo que pode estar alongando alguns músculos, estará drasticamente encurtando outros. Assim, nessa tentativa de obter resultados desejáveis de modo violento, você estará apenas abusando de si mesmo. Algumas vezes, quando sente dor em algum órgão, como um tornozelo torcido, juntas artríticas ou indisposição estomacal, inconscientemente você contrai a área dolorida, bem como outras partes do corpo. Provavelmente, você faz isso para proteger a área prejudicada imobilizando-a, mas, na verdade, esse novo excesso de tensão nas articulações e músculos tornará a circulação mais lenta e impedirá o corpo de curar a si mesmo.

Na realidade, sempre que você se movimenta inconscientemente, é provável que apareçam as condições de tensão muscular excessiva. A finalidade não é decorar todas as combinações corretas de ação muscular necessárias nas atividades cotidianas e, depois, pensar nelas constantemente durante a execução dos movimentos. Isso é impossível e desnecessário. Com a técnica de Alexander, você aprende apenas um Movimento Básico, que pode controlar o fluxo normal de todas as atividades. O objetivo da técnica é permitir uma condição de bem-estar em todo o corpo, sem criar novas distorções no processo.

Você não é uma estátua

Fazer um bom uso de si mesmo através da técnica não deve jamais ser comparado com a coisa estática conhecida como "postura", palavra que deveria ser eliminada dos dicionários porque não corresponde às condições da vida real. Como podemos imaginar, a palavra se aplica às raras ocasiões em que você assume uma postura antes de entrar em uma sala ou quando se equilibra no alto de uma escada. Entretanto, assim que entra na sala, ou no momento em que começa a descer a escada, você inicia novamente os movimentos. E, imediatamente, reaparecerá o habitual uso de si mesmo, pois sua ausência baseava-se apenas naquele "controle" momentâneo conhecido como postura.

Portanto, ao aprender a técnica de Alexander, você deve esquecer todos os notáveis exemplos de boa postura. Esqueça os modelos de perfeição dos exercícios de ordem unida do corpo de Fuzileiros Navais ou o alinhamento simétrico das coristas do Folies-Bergère. Pois quando deixam a praça de armas ou a sala de espetáculos, fuzileiros navais e coristas abandonam igualmente aquelas arduamente mantidas atitudes corporais. Na atividade diária de andar e viver, eles relaxam o tórax erguido e a curvatura da espinha, com sua correspondente concavidade nas costas. O esforço para manter uma posição deliberada, qualquer que seja, é contínuo e envolve fadiga física e mental.

Na verdade, é absurdo pensar em obter uma postura ideal e depois apegar-se a ela durante todas as atividades subseqüentes. Você não é uma estátua que se escora em diversas sobreposições para atender às diversas exigências das atividades que realiza. Infelizmente, existem pessoas que procuram manter apenas essa atitude rígida e invariável em tudo o que fazem.

Sem posições, sem posturas

Para evitar qualquer possibilidade de erro e impedir o menor sinal de confusão, talvez seja aconselhável explicar claramente aquilo que a técnica de Alexander *não* é. *Não* pediremos que você memorize a pose "certa" para qualquer posição do corpo (sentar-se, ficar em pé e assim por diante) e, então, seguir pela vida usando estas e apenas estas poses. Em primeiro lugar, o simples ato de se levantar de uma cadeira faz com que o corpo assuma mais de uma centena de posições; as posições envolvidas no ato de cerzir uma meia exigiriam uma vida inteira de memorização. Segundo, não existe uma pose "certa" para qualquer posição, e, mesmo que houvesse, ela seria diferente para cada pessoa deste planeta, pois cada ser humano possui um corpo distinto.

Como observar as figuras

Ao observar as fotos que ilustram as orientações deste livro, não as considere como poses ou posições estáticas. Pense nelas como extraídas de algum movimento contínuo. Elas são apenas um guia ou indicação da ação descrita. Idealmente, cada ilustração deveria ser apresentada em fotografia estroboscópica ou algum outro tipo de imagem com movimentos. Entretanto, os borrões resultantes anulariam os propósitos de uma instrução útil e simples.

A respiração da vida

Uma função vital do corpo prejudicada pelo mau uso é a respiração. Se você se curva, mesmo que ligeiramente, sua capacidade pulmonar diminui. Isso o força a respirar com a parte superior do tórax e não com as costelas inferiores e diafragma. Quando você não está curvado, proporciona mais espaço na cavidade torácica. Maior quantidade de ar entra para dentro e para fora dos pulmões, e, como resultado, é eliminada do corpo maior quantidade de resíduos. Com o aumento da liberdade do mecanismo respiratório, melhora a qualidade da voz.

Deixe que aconteça

A boa respiração é essencial à técnica de Alexander. Isso não significa que você precise praticá-la sob a forma de exercícios de respiração separados e isolados. Ao começar a corrigir o uso imperfeito, o excesso de tensão muscular desaparecerá. Com o alívio da tensão, a ação das costelas e diafragma na respiração automaticamente cuidará de si mesma.

À medida que progride, você talvez comece a bocejar ou a emitir profundos suspiros. Não se preocupe com isso, pois são involuntários e um excelente sinal de que você está se livrando do excesso de tensão. Você descobrirá que a respiração ajuda o movimento, ao mesmo tempo que este ajuda a respiração. Essa orquestração natural e inevitável dos dois é muito diferente da imposição, aos movimentos, de um padrão de respiração artificialmente aprendido. Certifique-se de que você não está prendendo a respiração. Não faça nada. Deixe que as coisas aconteçam.

A respiração melhora

Quando você estiver falando, repare se está respirando pelo nariz ou pela boca. Dê tempo a si mesmo para respirar. Nessa ocasião, é útil fechar os lábios e deixar que o ar entre pelo nariz quando precisar respirar. Isso ajuda a liberar qualquer tensão na garganta.

Muitos de nós desenvolvemos o hábito de aspirar o ar ou arquejar, ação que tensiona a garganta e é acompanhada de uma inclinação da cabeça para baixo. Se você não se inclinar para baixo no final da expiração, cria-se um pequeno vácuo nos pulmões, que atrai o ar para você. Se você respirar desse modo, sempre que o ar viciado deixa os pulmões, o ar renovado automaticamente voltará para dentro. Através da técnica de Alexander, você aprende a deixar seu mecanismo respiratório — seu corpo — funcionar livremente e sem esforço.

Como chegamos a isso?

Naturalmente, nessa busca mal orientada, aqueles que praticam exercícios de respiração e os idealizadores de posturas podem estar procurando alguns dos benefícios proporcionados pela técnica de Alexander. A graça e naturalidade oferecidas pela técnica serão bastante visíveis. Sempre que você a utilizar, todo o corpo ficará mais ereto — o tórax não afunda, o torso não cede sobre si mesmo. Durante a sua prática, ocorre uma melhora do tônus muscular.

Se essas são as bênçãos colhidas através do uso correto que fazemos de nós mesmos, por que estão deploravelmente ausentes na maioria das pessoas? O que houve de errado? Por que tanta dor física e mental?

Alexander acreditava que a nossa condição deteriorada foi ocasionada pelo progresso da civilização. Atualmente, em vez de adaptarmos o corpo a um terreno que se modifica lentamente, caprichosamente adaptamos um meio ambiente em rápida transformação a padrões arbitrários de conforto (até mesmo de paladar). Durante a atual revolução, a única coisa que permaneceu essencialmente a mesma foi a estrutura do corpo humano.

Antes do desenvolvimento tecnológico, as mudanças no mundo ocorreram durante um período de milhões de anos, tempo suficiente para que acompanhássemos o ritmo, através de alterações sutis, inconscientes, do próprio corpo. Mas nossa agitada civilização provocou uma revolução tão rápida em nosso ambiente que aquele processo de desenvolvimento gradual foi superado. Como resultado, o mundo que conhecemos agora é completamente estranho àquele ao qual os seres humanos há muito tinham se adaptado.

Nosso modo de vida se tornou uma interação híbrida de um corpo, originalmente adaptado para a sobrevivência primitiva, com um meio ambiente de elevadores, colchões, automóveis e poltronas confortáveis. Nosso universo físico e social é radicalmente diferente, e nosso equipamento físico foi prejudicado em suas reações às novas exigências impostas pela vida contemporânea. Precisamos fazer um uso inteligente de nós mesmos, disse Alexander, se quisermos enfrentar as novas condições eficientemente.

Três testes fáceis

Para ilustrar a influência degenerativa que a vida civilizada exerceu sobre o organismo humano, Alexander propôs três testes

simples. (Pedimos que interrompa a leitura por um momento e execute os três seguintes testes.)
1. Movimente a cabeça sem movimentar os ombros.
2. Abra a boca sem inclinar a cabeça para trás.
3. Vire os pés para fora sem tirar os calcanhares do lugar.

Durante a execução dos testes, procure registrar seus movimentos para perceber o movimento desnecessário envolvido no processo.

Veja por si mesmo

Com esse mesmo espírito de pesquisa, você pode começar a perceber, no curso de sua atividade diária, como segura os objetos.

A próxima vez que escovar os dentes, por exemplo, observe o peso da escova, quanta energia é exigida para levantá-la e mantê-la na mão. Qual a pressão necessária para escovar os dentes? Nos comerciais de pasta dental na televisão, algumas vezes parece que as pessoas estão tentando escovar os dentes para fora das bocas (Veja a figura 8, página 75).

Você pode fazer observações semelhantes ao se sentar para escrever uma carta. Com um pouco de atenção, pode quantificar a força realmente exigida para segurar a caneta e fazer com que a tinta flua para o papel.

Depois de apreciar a execução de qualquer atividade, você pode começar a realizar uma mudança em seu desempenho.

O caminho a seguir

Na selva, os animais perdem os prazeres, vantagens culturais e êxitos da civilização, mas são igualmente poupados de seus debilitantes efeitos colaterais. Eles não têm um preço a pagar. Em uma famosa alegoria, o escritor alemão Heinrich von Kleist considera essa questão, ao descrever como um urso acorrentado, contando com o instinto animal, se defende com ligeiros movimentos para se desviar dos golpes simulados de um campeão de esgrima. O adversário humano é enganado pela perfeita eficiência das reações inatas da fera.

Observe um animal doméstico em repouso, como um gato ou um cão, e você verá uma criatura completamente relaxada, embora ainda capaz de realizar movimentos claros e inesperados. Além disso, o consumo de energia no movimento do animal está em extrema harmonia com as exigências da ação. Nenhum excesso; nenhuma insuficiência. Mas a resposta à perigosa disfunção que atingiu a humanidade através da ansiedade e do estresse da vida moderna não pode pôr fim à civilização. Não estamos prestes a nos reunir aos animais inferiores ou nos tornar "primitivos". Contudo, existe uma solução sensata para nosso problema.

Ao curar sua perda de voz, notando a ligeira inclinação da cabeça para trás e para baixo que acompanhava a declamação formal, Alexander descobriu o padrão total do uso incorreto. É esse mesmo padrão prejudicial, de preparação involuntária, que está envolvido em tudo o que fazemos. E é isso, mais do que qualquer outra coisa, que bloqueia, impede, anula e frustra qualquer coisa que pretendemos fazer em todos os níveis de nossa existência — físico, mental e emocional.

O caminho para a recuperação de nossa capacidade reduzida, que aprenderemos neste livro e que é a essência da técnica de Alexander, pode ser apresentado assim: *ao iniciar qualquer movimento ou ação, deixe que toda a cabeça se movimente para a frente e para cima, distanciando-se de todo o corpo, e deixe que todo o corpo a acompanhe, alongando-se para cima.*

IV
O movimento básico

Agora você está pronto para aprender o Movimento Básico que reúne o princípio de Alexander em um modelo que pode ser praticado a qualquer momento.

A mera execução desse movimento simples pode, se estendido à esfera de ação de sua atividade normal, colocá-lo no caminho de uma nova vida de saúde, liberdade física e, no sentido mais profundo, felicidade pessoal.

Não é um exercício

Primeiro, uma palavra a respeito de outra palavra. A palavra "movimento" que utilizamos aqui não tem nada a ver com o 1-2-3-4! 1-2-3-4! dos exercícios feitos na aula de educação física. Ela não está de maneira alguma relacionada a extensões de músculos, rotações e movimentos giratórios de articulações.

No Movimento Básico, e em qualquer outro movimento ou ação apresentados neste livro, a palavra sempre se refere a um movimento ou ação da maior simplicidade. Não pediremos que corra quilômetros ou que levante pesos. Não existem exercícios neste livro. Não será exigido nada cansativo.

Essa distinção é especialmente importante, porque, como veremos no próximo capítulo, a abordagem típica dos exercícios físicos se encontra em oposição direta à técnica de Alexander. Contudo, é verdade que os exercícios violentos e repetitivos conhecidos como "aeróbica" podem ser executados de modo mais eficaz e com muito mais benefícios se executados com a aplicação do princípio do Movimento Básico.

Isso se aplica também às formas de exercício físico mais especializadas que chamamos de esportes. Quer jogue golfe ou tênis, pratique natação ou boliche, ou qualquer outro esporte, eles podem progredir de modo surpreendente depois que aperfeiçoar o uso do corpo. Alguns remadores olímpicos, por exemplo, aprenderam a técnica de Alexander porque ela faz uma diferença notável no desempenho da equipe

Como começar

O Movimento Básico é precedido de um rápido exame de sua condição total enquanto realiza a ação de modo habitual. Esse momento de auto-observação é apresentado sob o título "Explorando a si mesmo" e qualquer outro movimento ou ação deste livro é apresentado com esse tipo de preliminar.

A seguir, siga as instruções do Movimento Básico. Ele não deve ser repetido descuidadamente, na esperança de se programar para algum tipo de rotina automática que, diretamente, não tem nada a ver com a vida diária. Pelo contrário, é uma orientação a ser seguida: uma nova maneira de pensar e de se movimentar. Quanto mais cedo utilizar, em qualquer atividade normal — como amarrar o cordão dos sapatos ou levantar uma sacola de compras — o Movimento Básico de *deixar a cabeça se movimentar para a frente e para cima, deixando que o corpo a acompanhe*, mais depressa poderá sentir uma nova leveza e facilidade e uma sensação de verdadeira segurança em tudo o que fizer.

O Movimento Básico

Explorando a si mesmo

Você pode executar esse movimento sentado ou em pé. Nós o faremos sentado.

Vire a cabeça e olhe ao seu redor. Sem transe: olhos abertos. Veja a sala. Incline a cabeça para cima e fite o teto; depois, incline-a para baixo e olhe para o chão. Gire-a de um lado para outro.

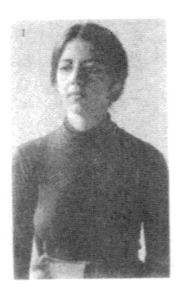 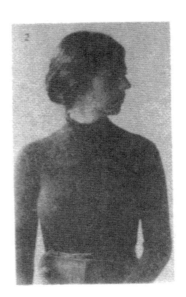

1. Começando de uma posição inclinada habitual.
2. Movimentando a cabeça suavemente para cima, girando-a e distanciando-a do corpo.

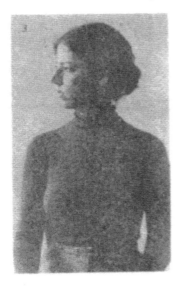 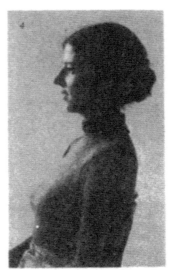

3. De um lado para outro.
4. Movimentando suavemente para cima.

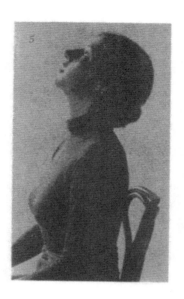 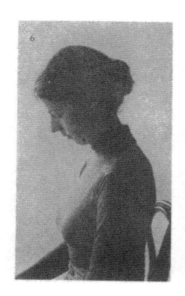

5. Enquanto inclina a cabeça para trás.
6. Inclina-a para baixo.

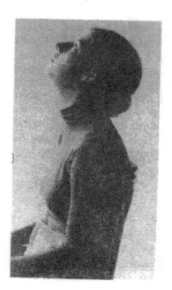 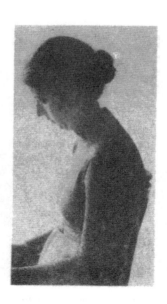

7, 8. Contraindo o pescoço desnecessariamente.

O que você percebeu a respeito do movimento da cabeça? Sente alguns músculos tensos no pescoço? O corpo gira quando a cabeça é virada? Ouviu o som de estalos na espinha? A respiração ficou mais lenta ou cessou?

O Movimento Básico

Enquanto gira a cabeça lentamente de um lado para outro, observando a sala, acrescente o Movimento Básico: deixe que toda a cabeça se movimente para a frente e para cima e deixe que todo o corpo a acompanhe (Figuras 1, 2, 3). Lembre-se de manter os olhos abertos, *olhando.*

Continue: deixe que *toda a cabeça se movimente para cima, distanciando-se do corpo,* enquanto realiza o movimento giratório, para que o pescoço alongue acima dos ombros em vez de se esticar para a frente ou ser contraído para trás.

Repare se o movimento da cabeça para cima influencia a suavidade e a facilidade do movimento de um lado para outro. Note se eleva e alinha o corpo.

Deixe que todo o corpo acompanhe a direção para cima da cabeça. Isso não significa que o corpo gira com a cabeça, mas que lhe é permitido alongar-se delicadamente, sem que ocorra um estreitamento durante o movimento da cabeça.

A seguir, continue levantando suavemente sua cabeça, incline-a para trás, olhando para o teto, e depois para baixo, olhando o chão (Figuras, 4, 5, 6). A direção ascendente evitará que contraia o pescoço durante os movimentos (Figuras 7, 8).

Agora que você executou uma vez o Movimento Básico, a explicação das principais palavras usadas possibilitará maior sucesso na próxima vez.

A cabeça inteira

Você precisa aprender a pensar sua cabeça como tridimensional. Quando dizemos para movimentar a cabeça, isso significa toda a cabeça, inclusive a parte de trás, as laterais, a parte superior e a frente (o rosto) (Figura 9). Muitas vezes, as pessoas tendem a conduzir os movimentos com o queixo (Figura 10). Quando se lembrar de que o queixo é parte da cabeça, você estará menos inclinado a projetá-lo para a frente, o que puxa a cabeça para trás e para baixo.

É importante perceber o apoio sólido que o pescoço proporciona à cabeça. O fato é que a espinha dorsal está muito próxima ao centro do pescoço, e não apenas ao longo da parte posterior, como muitos imaginam. Na verdade, o começo da espinha está localizado diretamente entre as orelhas; e o diâmetro das vértebras é maior do que um dólar de prata e não do tamanho de um níquel. Com esses fatos em mente, compreenderá que não precisa sustentar a cabeça; o pescoço é forte e a cabeça se apóia com facilidade sobre essa ampla base, durante os movimentos.

O corpo inteiro

A palavra "corpo" se refere a todo o torso. Ele começa na base do pescoço, abrange os ombros e termina nas articulações do quadril, a parte inferior das nádegas (Figura 11).

Ao seguir as instruções, lembre-se de pensar no corpo inteiro como tridimensional, inclusive as faces laterais, costas e frente. As pessoas tendem a pensar no corpo em apenas uma dimensão quando o movimentam para cima: frente ou costas. Como resultado, o corpo se curvará para a frente ou para trás, provocando um esforço desnecessário. O torso inteiro deve ser considerado e nenhuma parte esquecida.

A direção para cima

"Para cima" não significa, necessariamente, em direção ao teto. Significa movimentar a cabeça para cima, distanciando-se do corpo, e o movimento do torso a partir dos quadris. Quando você está sentado ou em pé, essa direção é, naturalmente, voltada para o teto (Figura 12). Contudo, ao inclinar o corpo para o lado, "para cima" é a direção para onde aponta o começo da espinha (Figura 13). Além disso, lembre-se de que "para cima" sempre se refere ao movimento — para onde estiver apontando o começo da espinha — e não uma posição fixa. "Para cima" orienta uma ação positiva com o objetivo de impedir a ação negativa ha-

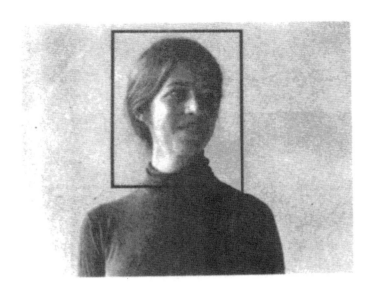

9. *A cabeça inteira.*

10. *Projetando o queixo para a frente desnecessariamente.*

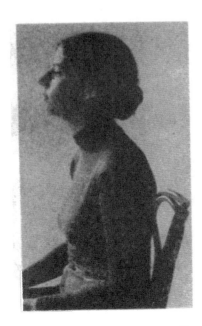

11. O corpo inteiro.

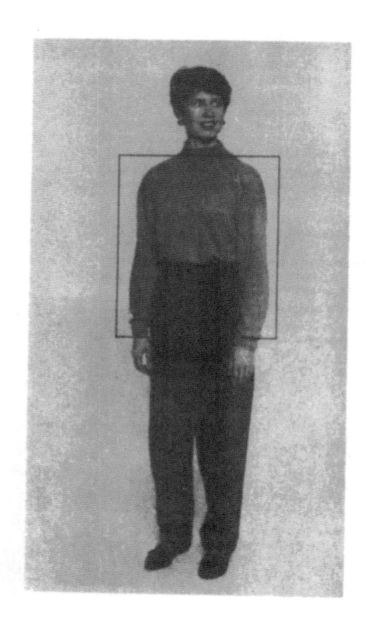

bitual de puxar a cabeça para trás e para baixo e curvar-se. Estamos visando a maior flexibilidade e facilidade possíveis.

Como o torso está unido à cabeça, quando você deixa que ela se movimente para cima, o corpo deve acompanhá-la. Embora pareça simples, você não deve se esquecer disso. Se se lembrar dessa ligação, descobrirá que o corpo automaticamente desejará acompanhar o movimento ascendente.

Para a frente

Ao mesmo tempo que a cabeça se movimenta para cima, ela pode delicadamente girar para a frente. Essa rotação para a frente é um pequeno movimento e não deve fazer com que o queixo abaixe em direção ao pescoço ou impelir a cabeça à frente do corpo. Pense no movimento ocorrendo no começo da espinha, bem entre as orelhas, e não no queixo. Na Figura 10, a cabeça se dirige para trás e para baixo. Enquanto observa a figura novamente, imagine a direção oposta ao movimento para trás e para baixo e terá uma nítida idéia da direção para a frente e para cima.

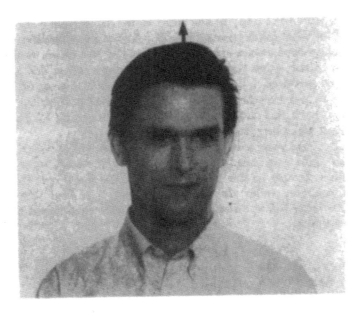

12. Para cima.

Alongando

Enquanto todo o corpo acompanha a direção para cima da cabeça, ele naturalmente se alongará para cima. Entretanto, não pense erroneamente que, enquanto o corpo se alonga, ele deve se estreitar. Você obterá mais benefícios deixando que o torso se solte delicadamente, deixando as faces laterais inteiramente soltas, as costas relaxadas para trás e o tórax superior suavemente expandido. Assim, enquanto o corpo acompanha a direção para cima da cabeça, ele se alonga *e* se expande.

A caminho

Repita o Movimento Básico e veja o que acontece. Provavelmente sentirá uma mudança ou notará alguma diferença. Talvez perceba que estava se forçando e usando mais esforço para se sentar (ou ficar em pé) do que agora. Ou talvez sinta que está mais fácil mover a cabeça desse modo. Em qualquer caso, terá iniciado o processo de manter os olhos abertos e observar como se movimenta.

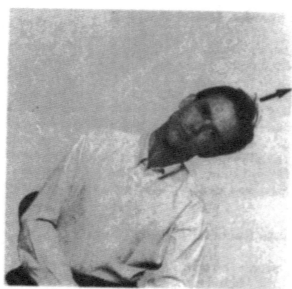

13. Para cima.

O trem instantâneo

O movimento do corpo acompanhando a cabeça é o fundamental da técnica de Alexander. Você pode compará-lo à imagem de um trem. A locomotiva representa a cabeça, e os vagões, o restante do corpo. Se estiverem adequadamente engatados, não haverá nenhum intervalo de tempo entre o movimento dos vagões e o da locomotiva. Embora a locomotiva sempre inicie o movimento do trem, seu impulso para a frente é transmitido quase simultaneamente a cada um dos vagões. Ou como Alexander paradoxalmente descreveu o movimento: "Todos juntos, um após o outro".

Como conseguir sem realmente tentar

A maior parte das pessoas que começa a aprender algo novo fica ansiosa para descobrir a maneira "certa" de fazê-lo. Contudo, aqui não pediremos que assuma nenhuma nova posição para corrigir o uso incorreto. Pois, como vimos no capítulo anterior, não existem posições "certas". O importante é que você aperfeiçoe o processo de *como* se movimenta.

O Movimento Básico é um excelente exemplo de como um ajuste simples no uso que fazemos de nós mesmos pode ter conseqüências extraordinárias e amplas. É um único ajuste, um movimento da cabeça para cima, sutil e *contínuo*, "apenas uma quantidade infinitesimal" (como escreveu Alexander, da Inglaterra, para um homem na América que estava aprendendo sozinho a técnica).

O Movimento Básico é alcançado sem nenhum sinal óbvio, externo. O movimento da cabeça é diminuto, uma questão de milímetros. Contudo, algumas pessoas relutam em acreditar que algo tão notável possa resultar da técnica de Alexander, a não ser que façam algo que demonstre um tremendo esforço. Elas esticam demais o pescoço; tentam tornar-se girafas humanas. *Mas não é necessário nenhum estiramento do pescoço!* Tudo o que é realmente necessário é usar o raciocínio. Estudos sobre a psicologia no esporte revelaram que cada pensamento nosso cria uma correspondente reação muscular, por mais leve que seja. Pense em toda a cabeça movimentando-se delicadamente para a frente e para cima e o corpo acompanhando-a, e você criará a mudança poderosa, infinitesimal que estamos procurando.

Talvez faça parte de nosso credo acreditar que somente as façanhas prodigiosas provoquem resultados benéficos. Aqui, entretanto, os grandes resultados se originam de uma minúscula mudança. A nova ciência do caos descreve o efeito borboleta, em que um movimento tão mínimo quanto o bater das asas de uma borboleta no Brasil pode provocar uma mudança dramática nas condições do tempo em Nebraska. Assim, é isso o que acontece com a técnica de Alexander: seu agente pode não detectar a diferença, mas você a sentirá em cada osso do corpo.

V
Tornar-se uma pessoa inteira

O Movimento Básico que você acabou de aprender e as sete Ações Suplementares que serão apresentadas na Parte II são nitidamente diferentes da atividade puxa-empurra, para cima-para baixo, direita-esquerda, que a maior parte de nós associa aos exercícios físicos. Isso acontece porque elas foram criadas com um objetivo bem diferente do pretendido pela aeróbica comum.

O problema com os exercícios físicos

Após visitar o ginásio de um professor de educação física na Austrália, Alexander convenceu-se de que esse treinamento jamais atenderia às necessidades das pessoas que lá iam à procura de desenvolvimento físico. Se eles usavam a si mesmos incorretamente na vida comum, continuariam a fazê-lo durante os exercícios físicos. Na verdade, a repetição dos movimentos — incorretamente executados — aumentava o dano que já estavam fazendo a si mesmos.

"Havia um homem torto", diz o conhecido verso infantil, "e ele andava por um caminho torto." Só isso. Se nos comportamos de um modo que nos prejudica, quaisquer exercícios que fizermos para ficar em boa forma provavelmente serão realizados de forma prejudicial. Embora melhorem nossa condição cardiovascular, o estresse e a tensão a que nos submetemos na vida diária provavelmente não diminuirão.

O mesmo conceito pode ser empregado às numerosas variedades de manipulação física e massagem que são aplicadas em nosso corpo. Algumas delas nos fazem um considerável bem, mas sua finalidade não consiste em ensinar um melhor uso de nós mesmos. Talvez um golfista possa encontrar, através de tratamentos paliativos como esses, algum bem-vindo alívio temporário para as dores provocadas por um golpe incorreto, mas esse distúrbio certamente voltará se o erro não for corrigido.

O transe em que vivemos

Ao contrário do exercício convencional e da manipulação, a técnica de Alexander coordena o pensamento consciente com a ação, para que você possa lidar consigo. A maior parte do tempo conduzimos nosso corpo num nível subconsciente. Realizamos todo o repertório de nossa atividade diária sem prestar atenção à maneira *como* fazemos o que estamos fazendo.

Veja, por exemplo, o ato de dirigir um carro. Quantas vezes você dirigiu do ponto A ao ponto B sem perceber o que ocorre nesse intervalo de tempo ou como chegou ao ponto B. Ou, se está acostumado a um carro com câmbio comum, pensa na última vez em que dirigiu um carro hidramático e estendeu a mão procurando as marchas inexistentes.

Nesse estado semiconsciente em que agimos, não prestamos atenção ao constante fluxo de informações que são transmitidas ao nosso corpo. Somente a mensagem muito violenta e evidente — uma dor de cabeça, uma cãibra, ligamentos doloridos ou doença — chega até nós. Continuamos nos desgastando e dilacerando, dia após dia, pois permanecemos na profunda ignorância de nossos maus hábitos de tensão, até sermos atingidos por uma crise de dor ou nos depararmos com algum drástico distúrbio físico ou emocional.

Além disso, como os maus hábitos foram desenvolvidos pouco a pouco, nossa percepção sensorial consciente se adaptou gradualmente a eles. Não percebemos a maneira de usar nosso corpo porque ela se tornou "certa". Simplesmente, não percebemos as verdadeiras mensagens do nosso corpo. Assim, uma pessoa pode ter um ombro mais alto do que o outro e não perceber a diferença (se colocassem os ombros no mesmo nível, sentiria que estava "errado", iria se sentir ridiculamente torta). Outra pessoa pode não perceber uma tendência a erguer o queixo e projetá-lo para a frente (até que veja a si mesma na televisão).

Nossas idéias erradas a nosso respeito

Existe ainda um outro fator que atua nesse desconhecimento universal de nós mesmos e do funcionamento do nosso corpo. Talvez ninguém tenha dado uma imagem mais aguda e inquietante sobre esse tema do que o escritor Arthur Koestler. As pessoas que ouvem pela primeira vez o som de sua voz em um gravador, geralmente, levam um choque, diz Koestler. Ele dá seu próprio exemplo: "Sou de origem húngara, e embora meu sotaque conserve a densidade própria de uma sopa de ervilhas, eu virtualmente não tinha consciência disso, até ouvir minha voz em um gravador. Tenho bom ouvido para o sotaque de outras pessoas, embora perceba minha própria voz como se ela não tivesse nenhum sotaque". Assim, nosso canto pode estar estridentemente desafinado e, contudo, para nós, soar bem, até que um acompanhamento musical nos leva para a trilha certa.

De acordo com Koestler, isso acontece porque, na percepção de nossa própria voz, a verdadeira produção acústica desempenha um papel secundário.

O principal componente do que percebemos é o som que pensamos estar projetando. Pode haver um mundo de diferenças entre o que pensamos ouvir e a maneira como os outros ouvem nosso desempenho, mas essa discrepância é mascarada pelo processo de ouvirmos o que pretendemos e não aquilo que na verdade estamos emitindo.

O mesmo também se aplica aos nossos gestos e movimentos, por mais imperfeitos e frustrantes que sejam, enfatiza Koestler. "O gesto desajeitado é anulado da percepção consciente pelo impacto direto, sobre a percepção, da imagem do gracioso movimento pretendido."

A coroa dos sentidos

Portanto, como derrotar essa tendência ao que poderíamos chamar uma espécie de realização do desejo em nossos sentidos, provocada por uma confusão entre aquilo que pretendemos e o que realmente acontece? Em resumo, como nos livrar dos maus hábitos que nos afligem?

A técnica de Alexander e, conseqüentemente, todas as Ações deste livro enfrentam esse problema socorrendo-se de uma faculdade que todos possuímos, mas que com freqüência ignoramos, uma vez que não é um dos chamados "cinco sentidos" dos quais geralmente falamos. Ela não é um dos cinco sentidos originais mencionados por Aristóteles, mas, ao apelarmos para essa faculdade, nos é oferecida uma chance real de enriquecimento de todo o nosso organismo.

O enriquecimento da pessoa como um todo é considerado por alguns especialistas em boas condições físicas como a "coroa dos sentidos", a marca característica da excelente condição física. Sempre que admiramos a coordenação, aparentemente fácil, nos movimentos de um grande atleta, ou a ágil facilidade e postura de um amigo ao executar todas as atividades comuns da vida, estamos lhe rendendo uma homenagem.

Nitidamente evidente em pessoas como acrobatas, malabaristas ou escultores, ela está deploravelmente ausente em grande número de pessoas. Na conferência da UNESCO sobre mecanismos cerebrais e percepção consciente, um orador chegou a acusar os outros de, em sua preocupação com essa questão, estarem tentando "desparafusar o inescrutável".

Mas ela não é tão inescrutável. Quase todo mundo conhece um pouco essa faculdade, ou "sentido cinestético", como é chamado. Algumas vezes, é chamado de "o sentido dos músculos", embora, realmente, seus órgãos sensitivos se encontrem não apenas nos músculos, mas nos tendões e membranas das articulações. É através desse sentido que permanecemos conscientes da posição de cada parte de nosso corpo, mesmo com os olhos fechados. É dele que continuamente recebemos o conhecimento dos gestos que fazemos e das pressões que ocorrem em qualquer parte do corpo. Nós o usamos para avaliar a extensão e força de nossos movimentos e para nos adaptarmos ao peso de qualquer objeto que erguemos.

"Cinestético" é uma combinação das palavras "cinético" (movimento) e "estético" (sentimento) e significa "sentir o mo-

50

vimento''. Uma vez que é essencial à prática da técnica de Alexander, o desenvolvimento desse sentido subjaz a todo o programa descrito neste livro. Para assegurar o uso adequado de nosso corpo, não precisamos saber os nomes dos músculos ou sua localização. O sentido cinestésico nos oferece a informação de que precisamos. Podemos sentir o que estamos fazendo e, desse modo, obter uma idéia definida, nítida, de nossos movimentos.

Através da prática sensitiva do Movimento Básico e das sete Ações baseadas nele, podemos aumentar a segurança de nosso sentido cinestésico e estabelecer um novo modelo de uso correto.

Descubra um mundo interior

Devido ao desenvolvimento popular do movimento do potencial humano, a ''coroa dos sentidos'' introduzida por Alexander passou para o primeiro plano nos Estados Unidos, durante a década passada. Virtualmente, cada ramificação desse movimento utilizou, de alguma forma, a percepção consciente do corpo. Contudo, ela não foi de modo algum inteiramente esquecida nos primeiros esforços dos americanos para estimular a boa forma física e emocional. O sábio e respeitado médico e educador inglês, dr. George V. N. Dearborn, sempre enfatizou o importante lugar ocupado pelo sentido cinestésico na vida dos seres humanos. Ele o chamou de ''trama do tecido das sensações — o índice dinâmico da personalidade''.

Um dos problemas, salientou o dr. Dearborn, é que as experiências sensitivas mais fortes de luz e cor podem encobrir essa experiência mais sutil, algumas vezes tão completamente que muitas pessoas inteligentes vivem ''na total ignorância da existência intrínseca desses fios no tecido de nossa vida consciente''.

A prática efetiva da técnica de Alexander possibilita a recepção de mensagens internas cada vez mais sutis. Isso, por sua vez, cria uma interação harmoniosa de todas as nossas faculdades e, conseqüentemente, o primeiro fruto visível de nosso crescente desenvolvimento cinestésico: a boa coordenação muscular.

Pessoa dividida *versus* pessoa como um todo

Existem duas maneiras para uma pessoa aprender a realizar qualquer ação. A primeira é concentrar-se na única parte do corpo que realmente executa o trabalho. A outra é usar o mecanismo natural de integração do corpo *inteiro*, *todas* as partes incluídas e coordenadas para realizar a ação. Isso significa usar os princípios do Movimento Básico.

Com o primeiro método, podem acontecer muitas coisas que provocarão mais esforço do que o necessário. Por exemplo, uma pessoa que deseja lançar uma bola descobrirá que precisa dar impulso com o braço. Assim, ela gira o braço da melhor forma possível. Como existem muitas combinações de tensão, pode involuntariamente erguer o ombro. Ela não tem consciência real do resto do corpo e, ao suspender o ombro, o corpo compensa ineficientemente, para manter o equilíbrio.

A segunda maneira de realizar uma ação consiste em se envolver inteiramente. Isso não significa exercer um esforço sobre todo o organismo para girar o braço. Ao contrário, você gira o braço de modo a permitir que todo o corpo fique equilibrado e a energia seja eficazmente dirigida. É o sentido cinestésico que, finalmente, permite alcançar esse padrão total, com a cabeça movimentando-se delicadamente para a frente e para cima, acompanhada do corpo, para controlar tudo o que você faz.

Permanecendo no momento

Ao executar as Ações que se seguem, mantenha-se alerta. Os olhos não devem ficar perdidos, mas, sim, observar tudo o que está ao seu alcance. Não prenda a respiração ao se esforçar. De momento a momento, durante todo o tempo que dedicar a uma Ação, fique receptivo a toda e qualquer sensação enviada pelas diversas partes do corpo. Assim, descobrirá por si mesmo o que ela significa na prática real, como é percebida e sua influência sobre a pessoa que vive através da técnica única, física e mentalmente unificada, obtida com essas Ações. Você descobrirá diretamente os benefícios dessa experiência regular de completa harmonia pessoal.

VI
A técnica como uma maneira de permanecer jovem

A aparência jovem e a postura atraente alcançados com a técnica de Alexander devem banir de uma vez por todas a convicção de que homens e mulheres devem inevitavelmente se curvar, andar arqueados e murcharem diante da investida dos anos. Na verdade, o que se conhecia como "corcunda da viúva" (referência a um grupo de renda ou posição social e exatamente igual em homens e mulheres), aparece hoje surpreendentemente mais cedo na vida das pessoas. A aparência desagradável e as deficiências se tornaram marcas predominantes de nossa época.

Todos nós já encontramos algum dia aqueles raros homens e mulheres cuja postura ereta, traços elásticos, movimentos graciosos e andar ágil desmentem a verdadeira idade. Contudo, tendemos a desprezar ou esquecer essa imagem animadora de nossos sentidos. Ao contrário, continuamos enfeitiçados pela idéia sinistra e amedrontadora, amplamente aceita hoje em dia, de que a força da gravidade, agindo contra nós durante os anos de nossa vida, nos puxa para baixo, cada vez mais para baixo, até que finalmente, incapazes de combatê-la, somos vencidos.

Não há dúvida de que a gravidade realmente representa um elemento persistente e constante na ecologia humana. Como o ar, a luz do sol e outros elementos mais conhecidos, ela desempenha um importante papel em tudo o que fazemos. Uma vez que nosso corpo é constituído de massa, é evidente que todos os nossos movimentos e atividades estão sujeitos à atração da gravidade. Isso certamente é verdade. Mas o que dizer do resto da teoria?

Por que encolhemos

De acordo com a crença popular, estamos aprisionados no esforço contínuo de resistir contra o poder inexorável da gravidade, sem nenhuma chance de vitória. Durante todo o dia, sem diminuir ou cessar, ela exerce sua influência nociva sobre nós. Estudos mostraram que entre o ato de se levantar da cama pela manhã e voltar a ela à noite, as pessoas realmente perdem cerca de 1,25 centímetros na altura. Durante o sono, quando nos deitamos paralelamente ao solo e, portanto, alteramos os efeitos da atração, recuperamos o centímetro perdido. Mas os resultados cumulativos de uma vida inteira de esforço desigual podem ser notados no andar curvado e claudicante de algumas pessoas idosas que perderam muitos centímetros. A gravidade as comprimiu lentamente contra a terra.

Os astronautas do Skylab nos ofereceram um outro vislumbre dos efeitos nocivos dessa força, quando surgiram — depois de viver meses fora dela — em condições extraordinariamente eretas. Eles até mesmo ganharam altura (e perderam cintura), o que, parcialmente, foi resultado de não serem atraídos para baixo, como na Terra, permitindo, assim, que ficassem eretos.

Para baixo, para baixo... a essa atração inexorável, incessante, exercida por essa força contrária, atribuiu-se a responsabilidade por muitos dos infortúnios do envelhecimento. De acordo com o biólogo D'Arcy E. Thompson, ela é percebida "em cada movimento dos membros, em cada batimento do coração", e "deixa sua marca em rugas profundas, bocas curvadas e seios caídos; é a força indomável que nos derrota no final, que nos deita no leito de morte e nos faz descer à sepultura".

A criatura ereta

Supostamente, tudo isso é o preço que pagamos por uma postura ereta, e o problema nos tem acompanhado desde que as patas dianteiras de nosso ancestrais pré-históricos deixaram o solo. Sob esse aspecto, os quadrúpedes possuem uma estrutura melhor do que a nossa para resistir à gravidade. Como bípedes, parecemos singularmente mal-equipados para manter uma posição ereta. Em primeiro lugar, parecemos mais pesados na parte superior, como uma pirâmide invertida, com a cabeça e ombros exercendo peso sobre a estrutura esquelética. A espinha é flexível, curvada em diversos locais, sendo talvez um mecanismo engenhoso para amortecer choques, mas longe de ser ideal na sustentação do peso. Fisiologicamente, o peso de nossos órgãos internos é sustentado muito acima do nosso centro de gravidade.

Portanto, sentados ou em pé, como lutar contra a força da gravidade? Somos forçados a resistir a ela simplesmente com a força muscular. Nossa estrutura é um sistema complexo de alavancas articuladas — ossos e articulações — mantidas e movimentadas por músculos e tendões. O simples ato de ficar em pé é uma espécie de triunfo acrobático que envolve um equilíbrio preciso de graus variáveis de contração e relaxamento, em mais de uma centena de pares de músculos. Esses músculos são reflexamente mantidos em um estado de tonicidade — parcialmente contraídos e prontos para funcionar —, exceto quando o corpo está em posição totalmente horizontal.

Precisamos nos desmontar?

Enquanto a gravidade atrai para baixo todos os componentes do corpo, a maior tensão é suportada pela estrutura músculo-esquelética que nos mantém eretos. E tensão significa danos, deformação e distorção, dependendo da disparidade entre a atração e a força total da resposta de cada pessoa.

O campo de batalha imediato de humanos *versus* gravidade pode ser distinguido em todo o sistema músculo-esquelético, cujos alicerces são a pélvis, a espinha e a rede de músculos e ligamentos. Entretanto, as repercussões do conflito são sentidas em todos os outros importantes sistemas do corpo, na respiração e circulação, bem como no sistema nervoso. O colapso ou derrota em qualquer um desses componentes afeta de modo adverso o esforço total.

Dizem que essa situação é responsável por muitas condições crônicas progressivas e degenerativas que afligem a raça humana de duas pernas, vacilantemente ereta. Em seu veemente livro, *Mortal Lessons*, o dr. Richard Selzer calculou os males exteriores, indicadores de que nossa postura ereta não pode resistir com êxito à pressão imposta pela gravidade. Descobriu que a química do corpo, assim como mecanismos reguladores e de coordenação do corpo, são afetados. De acordo com o dr. Selzer, vértebras empilhadas umas sobre as outras se deslocam, vergam e se desgastam. O arco dos pés cede. As articulações do quadril lentamente se imobilizam. Nossa estrutura é forçada sobre si mesma até formar hérnias. O sangue fica estagnado em hemorróidas e veias varicosas. A confusão mental, mau humor, sensibilidade, atitudes e comportamento também podem aparecer na deficiência de nossa adaptação à tensão comum de estarmos sobre a superfície da Terra.

Como vencer

Acontece que a imagem assustadora e radical que acabamos de ver, tão popular hoje em dia, é incompleta e parcial. Ela não representa a complexa relação entre o ser humano e a força que o atrai para a terra.

O homem é um adversário perfeito para a gravidade. Na longa história da postura ereta, a espécie humana, como salientou o professor Tinbergen, deve ter desenvolvido um equipamento adequado e um mecanismo correto para a locomoção bípede. De um ponto de vista evolucionista, a aventura de assumir uma postura ereta, provavelmente, jamais teria sido realizada se o homem não tivesse se tornado capaz de adquiri-la. Obviamente, tivemos que desenvolver uma maneira de neutralizar os efeitos da gravidade para que nossa vida na terra continuasse. E, agora, o mecanismo é genético. Herdamos o uso correto do nosso corpo, o que nos possibilita lidar com facilidade com a atração da terra.

Esse reflexo de uso correto pode ser observado nos bebês. Nos primeiros dois ou três anos de vida, à medida que adquirem mobilidade, e antes de serem fisicamente corrompidos, suas ações são livres e desembaraçadas. Eles se movimentam de modo extraordinário, naturalmente. Observe um bebê quando se senta por si mesmo; todo o corpo está equilibrado, nenhuma tensão nas costas ou em qualquer outra parte. Observe um bebê virar a cabeça; ela gira suavemente, sem nenhuma tensão.

Acontece naturalmente

Estudos cuidadosos e detalhados sobre esse mecanismo natural ofereceram uma explicação técnica em termos anatômicos e fisiológicos. Na verdade, descobriu-se que, quando todas as partes do corpo estão em equilíbrio e integradas, a espécie humana é construída para resistir à atração da gravidade, podendo facilmente manter-se ereta. Quando naturalmente organizado em uma espécie de coluna flexível, com sua energia e movimentos voltados para cima através do começo dessa coluna — o torso todo acompanhando a cabeça —, o corpo atuará eficientemente e com flexibilidade (Figura 1). Nessa condição, o sistema reflexo do corpo pode funcionar.

As corretas mensagens de uma parte do corpo para outra (coordenação) são retransmitidas e interpretadas adequadamente. Não dependemos mais de grandes choques ou solavancos de músculos tensos para sabermos se algo está acontecendo. Percebemos um novo modo de movimentação, diferente da atividade tensa, de nossa experiência anterior. Somente os músculos essenciais a uma determinada ação são utilizados nessa ação. O movimento da cabeça lidera e determina o movimento do corpo, para que todas as partes (músculos) sejam coordenadas e funcionem num sistema harmonioso de contração e relaxamento.

Quando não confiamos na habilidade do corpo e interferimos em seu reflexo natural de facilidade, as coisas não dão certo. Se a cabeça não inicia o movimento, a coluna ficará em más condições (Figura 2). O reflexo do movimento será impedido e os músculos, lançados uns contra os outros. Nós realmente nos sentimos mais pesados, devido à pressão exercida sobre as articulações através do excesso de tensão muscular.

Na tentativa de nos controlarmos, encurtamos o pescoço e enpurramos o tórax para baixo, ou encurtamos e arqueamos as costas. Isso acontece devido aos hábitos de tensão, que muitas vezes nos fazem sentir como se a gravidade estivesse agindo contra nós. Pelo contrário, somos *nós* que agimos contra nós mesmos, e a gravidade meramente determina o problema. Uma parte saliente aqui ou ali cria um desequilíbrio e, como acontece com uma coluna curvada ou uma torre de blocos inclinada, é necessário algum ti-

1. Energia e movimento dirigidos para cima.

2. A coluna em más condições.

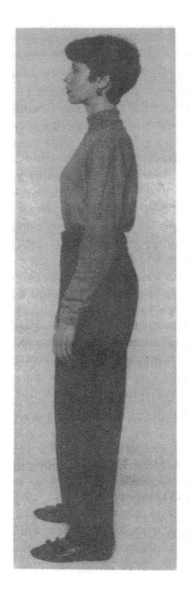
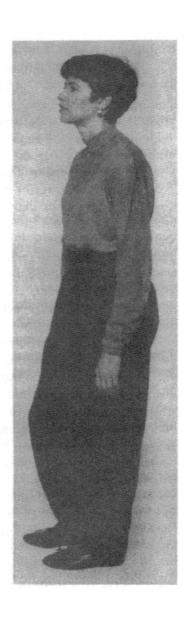

po de apoio adicional — no caso do corpo, músculos tensos — para mantê-la em pé.

Sem tensão

Nós enfrentamos a gravidade mantendo nosso "equilíbrio", e uma definição elementar para essa palavra é: o estado de não precisarmos nos apoiar em alguma coisa para manter uma posição.

A maior parte das pessoas se considera equilibrada quando está em pé (caso contrário, como poderia estar em pé?). Mas, na verdade, geralmente estamos nos apoiando em alguma coisa — isto é, em nós mesmos. Mesmo quando pensamos estar relaxados, os músculos do corpo estão se retesando — segurando —, num esforço para nos manter naquele estado.

Esse excesso de tensão é desnecessário. A extraordinária organização do corpo humano não o exige. A estrutura dos ossos (esqueleto) é um sistema de arcos e apoios tão bem organizado que necessita apenas de uma minúscula contração muscular para nos manter na "tarefa" de permanecermos eretos. Levar a cabeça para um verdadeiro equilíbrio físico sobre o começo da espinha e deixar que o corpo a acompanhe produz o almejado alinhamento de toda a estrutura. O novo equilíbrio traz alívio e liberdade a dezenas de músculos que anteriormente estavam "segurando" em tempo integral, para manter uma condição que, na melhor das hipóteses, é uma aproximação grosseira e infeliz do verdadeiro equilíbrio. E essa libertação muscular contribui para explicar por que a técnica é eficaz na eliminação da tensão supérflua.

Um futuro sem medo

A adaptação adequada à gravidade, na maneira como ficamos em pé, andamos e nos movimentamos, é obviamente uma forma antiga, herdada, de comportamento. O uso incorreto de nós mesmos em tudo o que fazemos é conseqüência da vida moderna. A maior parte das pessoas é apanhada pelas vozes distantes de pais e professores que repetem: "Fique em pé direito",

"Corrija a postura!", "Sua postura é terrível". Ou: "Menininhas não se sentam assim". Mas muito antes de ouvirmos essas e outras advertências inúteis, nosso excelente funcionamento natural já tinha desaparecido devido ao modo como fomos manipulados quando crianças, através de modelos que encontramos e imitamos no início da vida familiar e escolar, através das tarefas que nos deram para executar antes de possuirmos a capacidade e desenvoltura físicas, e através de nossa adaptação aos acessórios e a toda parafernália que fazem parte de nossa vida.

É por esse motivo que a imagem popular da gravidade, como um adversário invencível, é para muitos de nós a pura verdade. No uso incorreto que fazemos de nós mesmos violentamos nosso próprio mecanismo natural para enfrentar a atração exercida sobre todas as formas de vida terrestre.

A contração dos músculos da parte posterior do pescoço com a qual iniciamos todas as nossas ações, e que Alexander apontou como a raiz de nossas dificuldades, significa que a tensão e a gravidade estão agindo de comum acordo. O efeito é muito forte para a resistência do corpo, e todo o tronco e espinha são lentamente comprimidos.

Mas isso não precisa acontecer. Com a técnica de Alexander podemos interromper nossa habitual interferência nos reflexos naturais do corpo e, assim, facilitar a reação antigravidade. O movimento da cabeça para cima, acompanhado pelo corpo, pode nos deixar livres para iniciar qualquer coisa que *nós* quisermos, da maneira que quisermos. Não somos mais joguetes indefesos ou vítimas de uma força hostil que vem de baixo.

As crianças, que estão começando agora, ou o adulto, de meia-idade ou idoso, não precisam mais temer que os próximos anos irão puxá-los para baixo, em uma lenta rendição à gravidade. Podemos reverter essa tendência de uma vez por todas, no momento em que decidirmos mudar o uso incorreto de nós mesmos e, assim, recuperar nossa antiga graça. Através da técnica de Alexander, podemos reconquistar o confortável lugar no planeta e seguir adiante com as questões que realmente importam em nossa vida.

PARTE II

A PRÁTICA DA TÉCNICA

COMO EXECUTAR

As sete ações

Um programa fácil

Os próximos capítulos apresentam um programa gradual e simples, de sete Ações, que ensinam a técnica de Alexander, mostrando como aplicar o princípio básico em todos os movimentos.

Cada etapa consiste em três partes: 1) uma exploração preliminar de sua condição pessoal antes de começar, 2) a Ação, e 3) sugestões sobre a maneira de utilizá-la na vida diária.

Cada Ação leva à próxima, de acordo com um plano definido, mas todas as Ações, sem exceção, são extensões e evoluções do Movimento Básico apresentado no capítulo IV. Esse movimento contém a chave de toda a técnica, que, como vimos, é a seguinte: *ao começar qualquer movimento ou ação, deixe que toda a cabeça se movimente para a frente e para cima, distanciando-se de todo o corpo, e deixe que o corpo inteiro delicadamente se alongue ao acompanhar o movimento para cima.* Portanto, é aconselhável consultá-lo antes de iniciar um novo movimento.

Com freqüência, a orientação acima está em itálico em uma determinada Ação. Tenha em mente essas e outras instruções em itálico, durante a Ação, pois elas são essenciais para o sucesso de sua experiência.

Sem halteres, sem colantes

As Ações deste programa são muito simples. Elas não utilizam nada parecido aos equipamentos atléticos. Você pode realizá-las em qualquer lugar: em casa ou no trabalho, na cozinha ou no escritório (quando o tempo permitir, a prática ao ar livre proporcionará o benefício adicional do ar puro).

As Ações não exigem calções para ginástica, ou colantes, nem quaisquer roupas especiais. Roupas comuns — qualquer roupa que você esteja usando — servem, e não será necessário nenhuma troca posterior do vestuário. Contudo, a roupa deve permitir liberdade de movimentos para que você não fique limitado e não dificulte a respiração. Se as roupas não forem realmente confortáveis, afrouxe o colarinho ou solte o cinto. Simplesmente faça o que for necessário para que os movimentos e a respiração fiquem livres.

Uma maneira de começar

Leia lentamente as instruções para cada Ação, até que tenha uma idéia a seu respeito (se preferir, peça que alguém leia as instruções para você, em voz alta). Então, comece a executá-las da maneira descrita.

Algumas vezes, as instruções são apresentadas em linguagem metafórica para transmitir o que se deseja. Assim, ao ser instruído para "dirigir sua energia para cima", não se preocupe com algum significado científico: simplesmente siga a instrução!

Você não precisa fazer muitas Ações em uma única sessão; talvez prefira realizá-las gradualmente. Por exemplo, execute uma Ação durante aproximadamente um dia, e procure observar durante o resto da semana como aquele movimento particular se manifesta quando surge em suas atividades diárias.

Então, passe para a próxima Ação. Inicialmente, siga-as na ordem apresentada, pois cada movimento leva ao próximo, de acordo com um plano definido. Algumas pessoas podem preferir executar várias ações durante a semana. Seja o próprio juiz de seu ritmo.

Mais tarde, você sempre pode voltar a uma determinada Ação e procurar descobrir mais alguma coisa nela. Independentemente da freqüência da repetição, sempre obterá algum benefício, desde que tenha consciência dela. Nunca a execute mecanicamente; você *não* é uma máquina. Na verdade, tratar a si mesmo como uma máquina é a maldição do que ordinariamente chamamos de "exercício". Ao prestar atenção ao que acontece a cada movimento deste programa, você reeduca seus sentidos e músculos.

Para seu prazer

Embora seja necessária uma atitude conscienciosa, *não* é necessário chegar aos limites de sua resistência. Na verdade, essa é uma abordagem totalmente errada. É melhor executar uma Ação sensivelmente, três ou quatro vezes, sem esforço ou tensão, do que fazê-la automaticamente centenas de vezes. Lembre-se: você não está competindo com ninguém. Está executando a Ação apenas para si mesmo, para seu próprio bem.

Quando faz uma refeição às pressas, você perde a oportunidade de saborear as iguarias ou digerir o alimento adequadamente. O movimento mal digerido, como o alimento mal digerido, é menos saudável. Você apreciará mais as Ações se elas forem realizadas com um espírito de experiência e jogo. Você pode até mesmo se dar um tempo para sentir e apreciar os efeitos posteriores de cada Ação. Não se precipite diretamente de uma ação para a próxima.

Alto, baixo, magro, gordo, magricelo ou gorducho, sejam quais forem as proporções de seu corpo e seja qual for sua idade, não há nada que o impeça de aprender estas ações e de executá-las com prazer. Você as adaptará ao seu corpo gradativamente.

Nove regras

1. "Cabeça" significa toda a esfera tridimensional — não apenas o rosto, ou o queixo ou qualquer outra parte dela (Veja figura 9, página 41).
2. "Corpo" significa o torso inteiro (Veja figura 11, página 42).
3. "Para cima" indica uma direção, não um lugar fixo. (Veja figuras 12, 13, páginas 43 e 44).

4. Consulte o Movimento Básico (páginas 37 e 38) sempre que iniciar uma nova Ação.
5. Execute cada Ação em seu ritmo, não do modo mais rápido possível. *Como* é o que importa.
6. Permaneça alerta: continue respirando e vendo o mundo ao seu redor. Não há razão para prender a respiração ou ficar com os olhos vagando.
7. Não se preocupe em executar as ações "corretamente". Não se trata de executá-las do "modo certo", mas, sim, de descobrir maior flexibilidade e liberdade em seus movimentos.
8. Respire livre e naturalmente pelo nariz.
9. Execute cada Ação como se fosse a primeira vez.

AÇÃO 1
Inclinando-se para a frente e para trás

Explorando a si mesmo

Sente-se em uma cadeira e vire a cabeça de um lado para o outro e depois para cima e para baixo, olhando ao seu redor.

Observe as sensações das quais tem consciência, como um estalo na espinha, músculos doloridos ou rigidez. Você realmente precisa usar o corpo junto com o pescoço, para virar a cabeça?

Incline-se para a frente e depois volte à posição anterior. Repita três ou quatro vezes. Quais as partes que você tensiona para se movimentar para a frente e depois para trás? Você empurra a si mesmo para a frente em vez de deixar que as articulações do quadril simplesmente se flexionem? Você prende a respiração?

Aplicando o Movimento Básico

Ainda sentado, não mude sua posição, mas olhe ao redor, virando a cabeça. *Deixe que toda a cabeça se movimente delicadamente para a frente e para cima, distanciando-se do corpo, e gire no começo da espinha* (começo do pescoço). *Deixe que o corpo se alongue para cima.* Repare se você é capaz de movimentar a cabeça mais facilmente e deixe que ela se movimente para cima. Use os músculos do pescoço se necessário, mas não force a cabeça. O pescoço irá girar um pouco para permitir que a cabeça vire mais para a direita ou para a esquerda. Então, deixe a cabeça descansar.

Agora que começou a perceber como está usando a cabeça, *inclua o corpo no movimento para cima* e se incline para a frente (Figura 1). Enquanto deixa a cabeça continuar para cima e distanciando-se do começo da espinha, deixe que o corpo acompanhe o movimento para cima enquanto se inclina para a frente no espaço. Continue sentado; simplesmente flexione os quadris para inclinar-se para a frente. Ao se inclinar para a frente, descubra a diferença entre empurrar a cabeça para cima com o corpo e acompanhar o movimento da cabeça para cima. Tente ambos (Figura 2). Preste atenção para deixar as costas se expandirem em direção ao encosto da cadeira durante o movimento de inclinação para a frente, e você eliminará qualquer tendência para empurrar.

Aplicações à vida diária

Alguns exemplos de inclinação para a frente e para trás: amarrar os sapatos sentado, ligar ou desligar a televisão, sentado na cadeira, pegar um livro ou papéis numa posição sentada e fazer uma refeição.

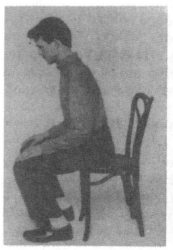 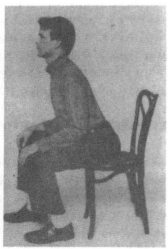

1. Inclinar-se para a frente alongando-se para cima.
2. Empurrar com o corpo desnecessariamente.

TOMANDO SOPA

Observe o que acontece quando você toma sopa. A tendência é afundar o tórax e empurrar o queixo em direção ao prato, para não derramar a sopa (Figura 3). Talvez você tenha tentado a estratégia oposta: sentar-se ereto e tentar equilibrar a colher até a boca, num esforço para parecer elegante (Figura 4). Provavelmente a maneira mais simples para tomar sopa seja inclinar-se para a frente sem esforço (acompanhando a cabeça para cima) e deixar que o torso ondule ligeiramente para aproximar a boca do prato (Figura 5). Você ficará mais elegante e evitará ter que equilibrar a colher.

ENDIREITANDO-SE

"Algumas vezes você apenas deseja ter uma boa e velha curvatura", dizia freqüentemente um de meus professores. A próxima vez que você descobrir que está curvado, incline-se um pouco mais do que normalmente (Figura 6).Então experimente sair dessa posição tornando-se consciente de uma verdadeira união entre

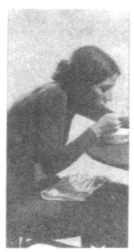 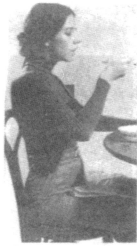 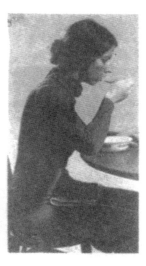

3. Inclinando-se para baixo.
4. Rígida, ereta e desconfortável.
5. Movimentando-se suavemente para cima.

toda a cabeça e o corpo inteiro. Então, comece a deixar que a cabeça se movimente delicadamente para a frente e para cima, com o corpo se alongando enquanto se inclina para a frente, e depois retorne à posição ereta. Deixe suas costas se soltarem e se expandirem durante os movimentos (Figura 7). Note a mudança, enquanto deixa a posição curvada. Você adquiriu um pouco mais de facilidade apenas movimentando-se. Você pode fazê-lo sempre que estiver curvado, de ombros caídos, sem que precise empurrar a si mesmo para ficar ereto.

Dirigindo

Muitas vezes é necessário se inclinar para a frente, em direção ao volante, se quisermos ter plena visibilidade quando estamos dirigindo. A ação de inclinar-se para a frente com freqüência inclui um giro, enquanto você observa os objetos que estão atrás de você. Deixe que a cabeça se movimente delicadamente para a frente e o corpo se alongue enquanto gira e você descobrirá que está girando mais e com facilidade. Naturalmente, dirigir na posição normal também será muito mais agradável se você fizer suavemente um movimento para cima.

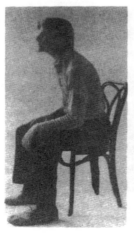 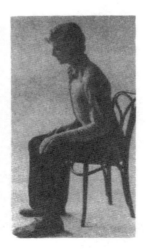

6. *A curvatura.*   7. *Movimentando-se suavemente para cima.*

AÇÃO 2
Movimentando os braços

Explorando a si mesmo

Faça isso sentado; mais tarde, você pode tentar em pé. Começando com os braços ao longo do corpo, erga-os acima da cabeça. Então, abaixe-os novamente. No início, faça o movimento de forma natural, observando o que faz com o corpo e a cabeça. Então tente movimentá-los rapidamente e de diversas maneiras, continuando a prestar atenção na cabeça e no corpo.

Você tensiona o pescoço ou projeta o queixo para a frente? Você se inclina para a frente ou para trás com o torso superior? Quais as partes do corpo envolvidas nesse movimento, além dos braços? Talvez você repare em outras coisas.

Cada parte do corpo está relacionada a todas as outras partes em movimento. Em outras palavras, aquilo que você faz com o resto do corpo, inclusive as pernas, enquanto ergue os braços, influenciarão a facilidade e eficiência com que você os movimenta.

Aplicando o Movimento Básico

Coloque as mãos na parte superior das coxas, com as palmas para baixo. Deixe as mãos assim e os braços descansando confortavelmente ao lado do corpo. Deixe a cabeça começar a se movimentar suavemente, distanciando-se do corpo. *Enquanto o pescoço se alonga e o corpo acompanha o movimento da cabeça para cima,* deixe os braços se alongarem até a ponta dos dedos (Figuras 1, 2, 3). Mova as mãos ao longo das pernas em direção aos joelhos e deixe os braços flutuarem sem esforço, à sua frente.

Enquanto os braços se estendem, certifique-se de que os cotovelos estejam livres e soltos, não travados. Deixe os braços flutuarem enquanto se erguem acima da cabeça. Então, abaixe-os à sua frente, com as mãos repousando sobre as coxas, os cotovelos confortavelmente flexionados. Durante toda a seqüência, descanse suavemente a cabeça no começo da espinha e deixe os braços alongados. Não é necessário tensão ou estiramento muscular. Tenha cuidado para não enrijecer o pescoço, ombros ou costas (Figuras 4, 5, 6). Pense no torso se expandindo para cima e para fora, sustentando os ombros. Repita o movimento de erguer os braços e inclua o torso se expandindo para cima e para fora, sustentando os ombros (Figura 7).

Aplicações à vida diária

Em geral, as pessoas encurtam a maioria dos músculos de qualquer membro ou qualquer parte do corpo para mover essa parte ou flexionar uma articulação. Por exemplo, para flexionar o cotovelo, a maioria das pessoas faz uma pequena contração do braço, puxando a parte superior em direção ao ombro. Isso prende a articulação do cotovelo. Então, inconscientemente, escolhemos o músculo adequado para a flexão e usamos esse músculo para trabalhar contra os outros músculos, que estão encurtando. Isso exige muito trabalho extra, e muitas pessoas o fazem sem querer.

Ao observar como usa os braços, você poderá evitar o excesso de tensão que, de outro modo, ocorreria nos ombros e no pescoço. No decorrer de suas atividades diárias, repare como você apanha e usa um objeto.

ESCOVANDO OS DENTES

Escovar os dentes é um bom exemplo de como a maioria das pessoas faz um esforço maior do que o necessário.

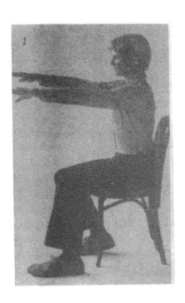

1, 2, 3. Enquanto o corpo acompanha a cabeça para cima, deixe que seus braços se alonguem.

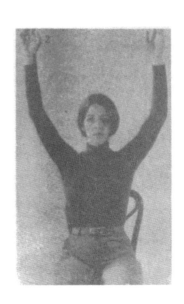 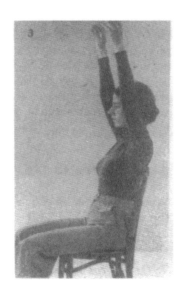

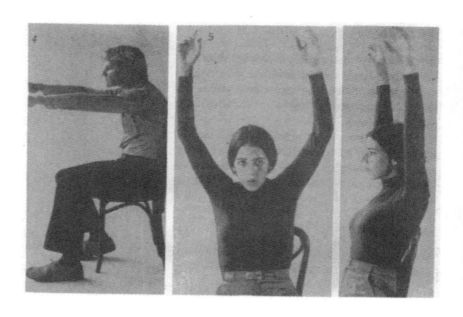

4, 5, 6. Não é preciso puxar para baixo e retesar.

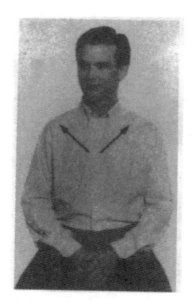

7. Os ombros se movimentam para cima e para fora.

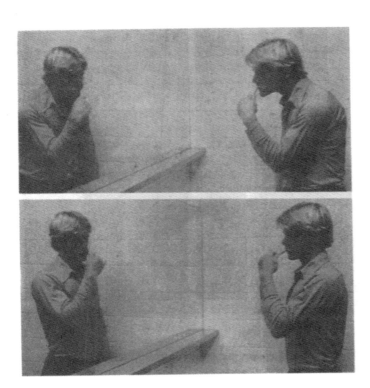

8. *Puxando para baixo.*
9. *O corpo acompanha a cabeça para cima.*

Pergunte a si mesmo se a energia que utiliza é realmente adequada à leveza de uma escova de dentes e qual a quantidade de pressão necessária para escovar os dentes.

Na próxima vez que escovar os dentes, pense nisso. Veja se você pode fazê-lo de modo mais fácil. Repare também o que faz com o outro braço e com os ombros (Figuras 8, 9). Nas atividades que executamos em pé, existe uma tendência a travar os joelhos, o que simplesmente adiciona uma limitação desnecessária à liberdade de movimentos.

Abrindo uma porta

Você pode fazer observações semelhantes ao abrir uma porta. Faça um pequeno teste para ver quanta força realmente é exi-

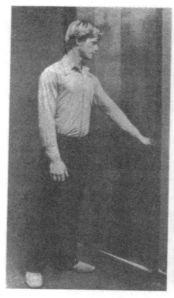 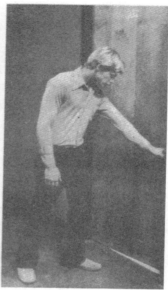

10. Alongando-se.
11. Excedendo-se.

gida para alcançar a maçaneta e segurá-la. Então, deixe a cabeça se movimentar suavemente para cima e o corpo acompanhá-la, e veja se consegue deixar o braço flutuar até a maçaneta, alongando-o até a ponta dos dedos (Figura 10). Repare também se você está exagerando a ação ao estender o braço em direção à porta bem antes de chegar a ela (Figura 11).

COM CRIANÇAS

A maneira de usar os braços para segurar uma criança influenciará definitivamente o modo de essa criança se movimentar. Se você está tenso e nervoso, uma criança pode senti-lo no modo como você a toca. A facilidade de seu corpo afeta quase todas as pessoas que você toca, especialmente as crianças.

A próxima vez que levantar seu filho, pense um pouco e note o que está fazendo consigo mesmo. Deixe a cabeça se mover para cima e os braços alongarem e segure a criança com o mínimo esforço necessário. A desenvoltura com que você segura a criança fará com que ela se acalme e tenha um comportamento menos rígido.

Igualmente importante é a parte da criança que você segura quando a levanta ou ajuda a caminhar ou sentar-se. Quando uma criança de seis meses é erguida pelos braços, produz-se um excesso de tensão em suas costas e ombros, que é mantido enquanto o bebê se senta. Por outro lado, se a criança se senta sozinha, ela usa todo o corpo num sistema de equilíbrio, sem nenhuma tensão nas costas ou em qualquer outra parte. Quando você segura uma criança para ajudá-la a sentar-se ou a ficar em pé, segure-a pelo torso. Não acrescente nenhum esforço ao movimento fácil inato na criança.

AÇÃO 3
Caminhando com facilidade

Explorando a si mesmo

Encontre um lugar onde possa caminhar confortavelmente.

Comece a caminhar. Observe a direção de sua energia. Qual a parte do corpo que comanda durante a caminhada? Pare. Enquanto começa a caminhar novamente, note a parte do corpo que inicia o movimento e a direção em que se movimenta em primeiro lugar: de lado a lado? para trás? para frente?

Continue caminhando mais alguns minutos, interrompendo a caminhada diversas vezes, até que sinta que fez algumas descobertas a respeito de sua maneira habitual de andar.

Aplicando o Movimento Básico

Comece em pé.

Enquanto a cabeça se movimenta para a frente e para cima e se distancia do corpo, acompanhada do torso, transfira o peso para o pé esquerdo, flexione o joelho direito, dê um passo com o pé direito e caminhe para a frente (Figuras 1, 2).

Ao caminhar, o movimento da cabeça e do torso para cima o impulsionará para a frente; você não precisa se inclinar e cair para a frente. Isso permitirá que você se movimente como uma unidade e não como partes separadas — por exemplo, quadris para

1, 2. Caminhando com facilidade.

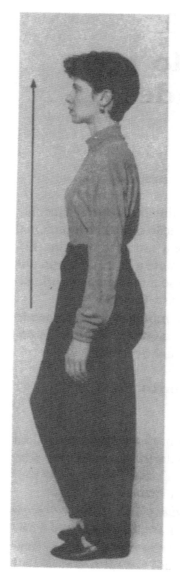
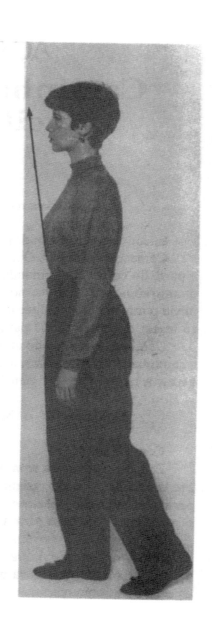

3. Movendo-se em partes separadas

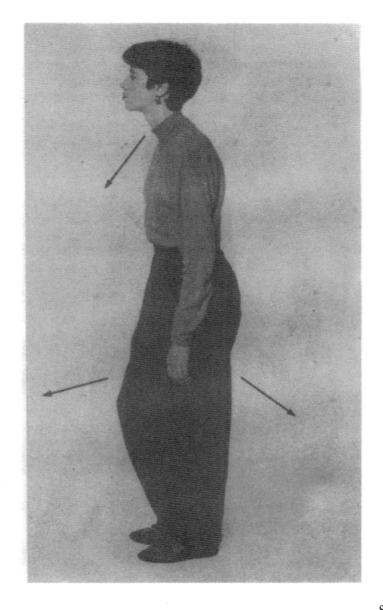

4. Desconfortável, quadris para a frente, cabeça caída.

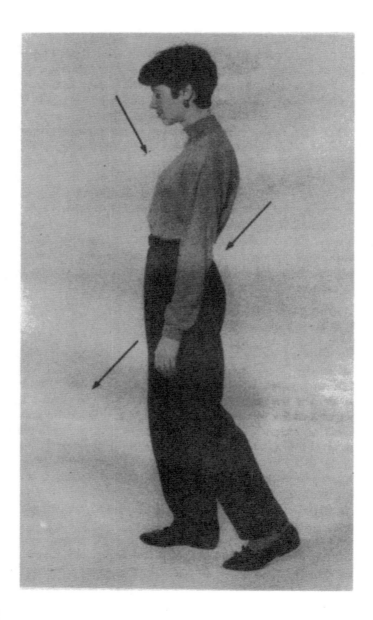

a frente, depois a cabeça, depois os ombros, cada passo para a frente consistindo em uma queda desconfortável sobre o pé (Figuras 3, 4).

Pare e comece novamente diversas vezes. Será mais fácil se você começar com ambos os pés apoiados e o peso igualmente distribuído. *Cada vez que você começa, repare se a cabeça continua a se movimentar suavemente para cima enquanto caminha.* Evite pensar em mover a cabeça para cima e depois caminhar, como duas ações separadas. Lembre-se de que caminhar e movimentar-se suavemente para cima acontecem ao mesmo tempo.

Aplicações à vida diária

Minha primeira experiência em caminhar conforme a técnica de Alexander foi nova e diferente. Eu sentia que meus pés não alcançariam o chão, que precisava esticar as pernas para levá-las ao chão. Quando comecei a caminhar conforme a técnica de Alexander, descobri que não estava mais empurrando os quadris em direção ao chão. Pelo contrário, estava deixando o corpo deslizar a uma distância constante do chão, enquanto continuava a explorar o ato de caminhar. Descobri meu antigo hábito de me apoiar nos quadris e sair do equilíbrio sempre que transferia meu peso de uma perna para a outra.

Para testá-lo, caminhe pela sala, colocando as mãos nos quadris, no ponto onde as pernas se flexionam. Coloque os dedos na parte da frente e os polegares no meio das nádegas.

Observe se os quadris se deslocam de um lado para o outro ou para cima e para baixo. (Existe uma ondulação natural, muito leve, infinitesimal, dos quadris, para a frente e para trás quando você caminha — a não ser que você fique tenso e interfira.)

"Jogging" e corrida

Em qualquer velocidade, muitas vezes, existe uma tendência a puxar a cabeça para trás e para baixo (Figura 5). Contudo, na corrida, quer você comece correndo ou acelerando gradualmente da caminhada para a corrida, procure movimentar suavemente a cabeça para cima e deixe que o corpo a acompanhe.

Você se surpreenderá com a agilidade e a facilidade que irá adquirir (Figura 6).

JOGANDO GOLFE

No golfe, a postura ereta proporciona flexibilidade nos ombros e torso e possibilita o máximo controle sobre o modo de manejar o taco (Figura 7).

Essa importante vantagem, freqüentemente, é sacrificada no suposto interesse da força. Assim, o golfista comprime o corpo, pressionando para dentro e para baixo, preparando-se para balançar (Figura 8). Caso contrário, teme não executar o *balanço* com força suficiente.

Entretanto, é a velocidade do taco e não a força que faz com que a bola vá mais longe. Com uma abordagem comprimida, o golfista está jogando a seu modo. Somente quando estiver disposto a deixar que a cabeça se movimente para cima e o corpo a acompanhe, com os ombros movimentando-se suavemente para fora, ele manterá uma postura ereta e os braços terão a maior flexibilidade possível. Todo o corpo ficará envolvido no balanço, o que ajuda a aumentar a velocidade e o controle. Então, ele conseguirá um balanço único.

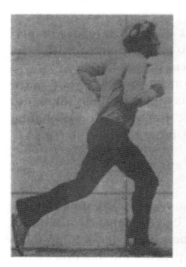 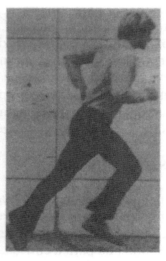

5. Pressão para baixo.   *6. Movimentando-se suavemente para cima.*

7. *Alongando-se para cima e para fora.*

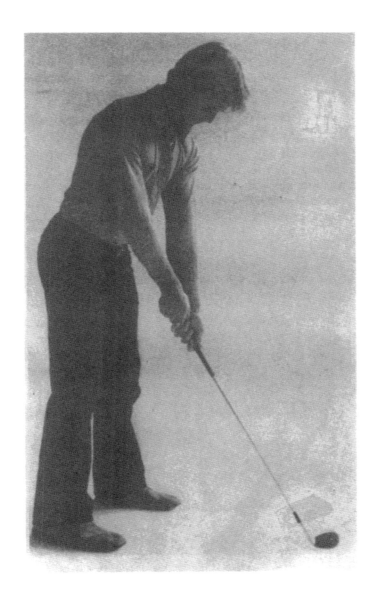

8. Puxando para baixo.

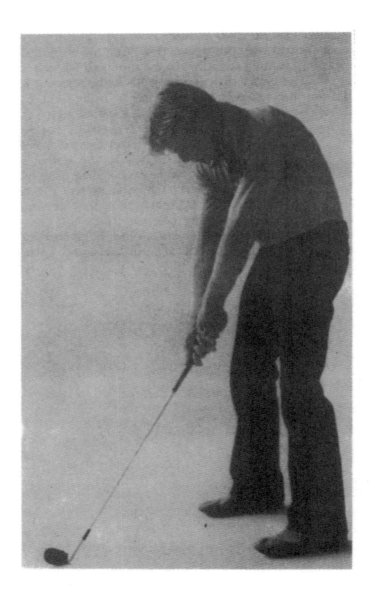

AÇÃO 4
Movimentando as pernas

Explorando a si mesmo

Fique em pé próximo de uma superfície firme, que chegue à altura da cintura. Apóie ligeiramente uma das mãos sobre ela; você pode usá-la para se equilibrar durante a exploração.

Erga a perna direita até que a coxa fique paralela ao chão. Observe como você se equilibra em uma perna. Abaixe a perna.

Erga e abaixe a perna direita diversas vezes. A parte inferior da perna pende livremente a partir do joelho ou está tensa? Você ergue ou movimenta o quadril direito desnecessariamente? Ao abaixar a perna, deixa-a solta ou procura alcançar o chão com o pé e tensiona os músculos da perna enquanto a abaixa?

Novamente, repare no que faziam a cabeça e o corpo.

Aplicando o Movimento Básico

Mova a cabeça e olhe ao redor da sala, enquanto deixa a cabeça se movimentar suavemente para a frente e para cima, a partir do começo da espinha, e deixe o corpo acompanhar o movimento para cima.

Pare de movimentar a cabeça e, enquanto o corpo continua se movimentando suavemente para cima, flexione o joelho direi-

1. Erga a perna.

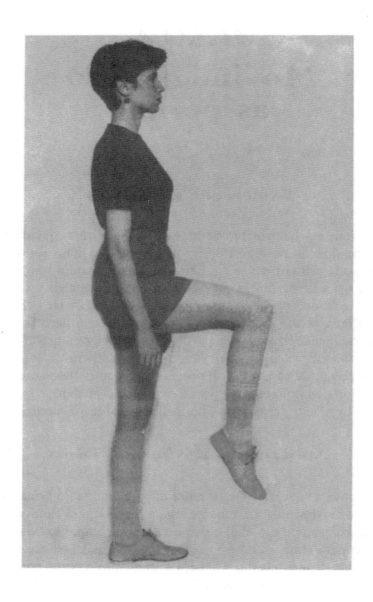

to e erga a perna direita, até que a coxa fique paralela ao chão (Figura 1). Quando precisar manter-se equilibrado, descanse a mão sobre a superfície ao lado. Evite apoiar-se na perna sobre a qual está apoiado (Figura 2) ou erguer o quadril da perna suspensa (Figura 3). Imagine uma linha indo de um quadril ao outro e mantenha-a paralela ao chão (Figura 4).

Agora deixe a perna suspensa balançar para a frente e para trás, livremente, do joelho para baixo. Empurre a parte inferior da perna com a mão, em vez de usar os músculos. Ela deve ficar livre o suficiente para que, se alguém a empurrar ligeiramente, balance como um pêndulo, até perder o impulso.

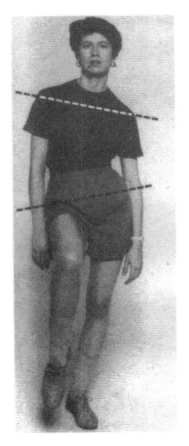 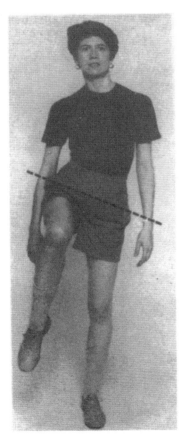

2. Evite apoiar-se no quadril.   *3. Erguendo desnecessariamente o quadril.*

Então, suavemente, solte a perna até o chão. *Antes de transferir seu peso sobre ela, certifique-se que toda a sola de seu pé esteja tocando o chão*; então, mova a cabeça e o corpo para cima, enquanto seu peso se desloca para essa perna. Erga a outra perna, flexionando o joelho, enquanto a cabeça e o corpo continuam para cima. Deixe a parte inferior da perna balançar livremente; então, solte-a suavemente, a partir da articulação do quadril, até que o pé toque novamente o chão.

A próxima vez que você repetir esse movimento, ao erguer uma das pernas, deixe o pé tocar o chão à sua frente e ao lado

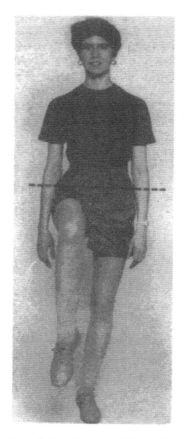

4. A linha dos quadris está paralela ao chão.

do pé que o sustenta. Então, transfira seu peso do pé de trás para o pé que está à sua frente, enquanto a cabeça se distancia suavemente do começo da espinha, com o corpo acompanhando esse movimento para cima, a partir do pé. Tenha cuidado para não estreitar as costas. A casa passo, erga um pouco menos a perna, e finalmente você estará caminhando com facilidade. O importante é descobrir como você deixa o corpo ir para cima e para a frente sobre as pernas, em vez de ser sustentado por elas, como um peso morto.

Aplicações à vida diária

SUBINDO E DESCENDO ESCADAS

Muitos estudantes da técnica de Alexander descobrem que subir ou descer escadas os induz a perceberem que dirigir sua energia para cima exige muito menos esforço.

As pessoas têm atitudes preestabelecidas em relação a quase todas as atividades físicas que realizam. Essas atitudes geralmente incluem um critério errôneo, no que se refere ao esforço exigido para realizar uma atividade e à melhor maneira de agir para executá-la. O erro ocorre quando uma pessoa não experimenta maneiras mais fáceis de realizar a tarefa. Examine sua postura ao subir uma escada. Que esforço se exige para subir o próximo degrau? Uma atitude típica é a necessidade de empurrar para baixo visando se movimentar *para cima*. Assim, a direção da energia com freqüência é para baixo quando uma pessoa sobe escadas (Figura 5). O problema ocorre durante a transferência do peso, depois de o pé ter sido levantado para o próximo degrau. A maioria das pessoas coloca todo o peso sobre o pé que está à frente para endireitar a perna, e esse esforço sobre ela é exaustivo. Para subir escadas conforme a técnica de Alexander, coloque o pé levemente sobre o degrau e, gradualmente, endireite a perna enquanto leva a cabeça para cima e para a frente visando mover o corpo (Figura 6).

Descer escadas é muitas vezes realizado com igual ineficiência, geralmente porque nunca é uma ação abordada conscientemente. Para descer uma escada, simplesmente deixe que o joelho se incline para a frente, enquanto você acompanha a cabeça para cima (Figuras 7, 8). Não há necessidade de manter os músculos do joelho em constante tensão para servir de freio; nem é necessário pular de um pé para o outro, o que exige um trabalho extra para manter o equilíbrio e o controle.

Ao subir ou descer escadas, com a cabeça se movimentando para a frente e para cima, acompanhada do corpo, você ainda pode olhar para baixo e ver onde pisa. Evite ficar com os olhos fixos. Ao subir uma rampa, utilize os mesmos princípios.

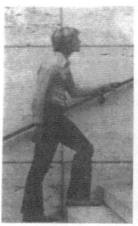
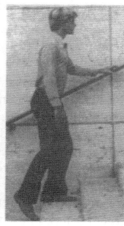
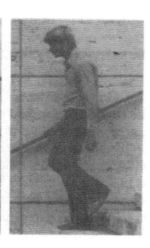

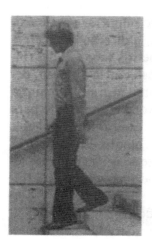

5. *Orientação para baixo.*
6. *Orientação para cima.*
7. *Puxando para baixo.*
8. *Movimentando-se suavemente para cima.*

AÇÃO 5
Calcanhar e dedos dos pés

Explorando a si mesmo

Sente-se numa cadeira, descanse os pés no chão, afastados cerca de 12 centímetros um do outro e apontados para a frente. Lentamente, um de cada vez, erga o calcanhar e abaixe-o. Deixe a porção acolchoada da planta do pé e os dedos no chão.

Observe se o movimento é suave. Você pode notar que enquanto movimenta o tornozelo ele se move como se fosse um trinco de catraca, como um macaco de automóvel, em pequenos solavancos, para cima e para baixo. Isso indica excesso de tensão e que você está retesando os músculos do tornozelo.

Verifique se está prendendo a articulação do tornozelo no auge do movimento — com o calcanhar tão erguido quanto possível — e no fim do movimento — com o pé encostado no chão.

Quando o calcanhar sobe, onde se localiza a pressão sobre a porção acolchoada da planta do pé? Ela está sob o dedão, no centro, na parte externa ou distribuída igualmente na parte da frente do pé, como é mais desejável? Você precisa retesar a coxa ou a barriga da perna parar erguer o calcanhar?

Tente também erguer lentamente os dedos do pé, deixando que o calcanhar continue no chão. Procure as mesmas indicações de liberdade ou de tensão.

Aplicando o Movimento Básico

Comece como anteriormente, com os pés a uma distância de pelo menos 12 centímetros e apontados para a frente, na posição mais confortável (Figura 1). Sente-se confortavelmente e vire a cabeça de um lado para o outro. Agora, *enquanto deixa a cabeça se movimentar suavemente para frente e para cima, distanciando-se do corpo, acompanhada do corpo,* inclua as pernas na percepção consciente. Pense em toda a perna tornando-se mais longa, entre a articulação do quadril e o joelho e entre o tornozelo e o joelho. Então, pare de virar a cabeça. Evite contrair os músculos da coxa, *deixando que a perna se alongue* enquanto ergue lentamente o calcanhar, afastando-o do chão o máximo possível. Mantenha a porção acolchoada da planta do pé no chão e abra os dedos (Figura 2). Então, enquanto abaixa suavemente o calcanhar até o chão, solte o tornozelo e continue a alongar a perna dobrada. Isso não significa estirar a perna, mas, sim, permitir que fique totalmente livre de tensão. Veja se consegue descobrir a maneira mais eficiente (que envolva menos tensão) de erguer e baixar o calcanhar.

Agora veja o que acontece quando repete essa ação. Não existe

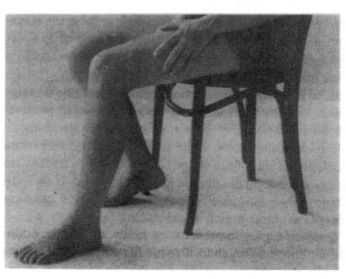

1. Pé encostado no chão, apontado para a frente.

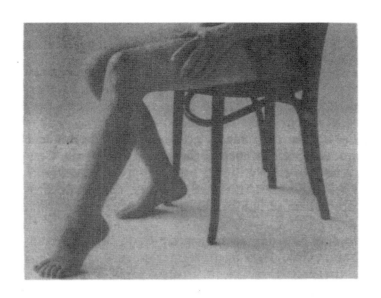

2. Erga o calcanhar.

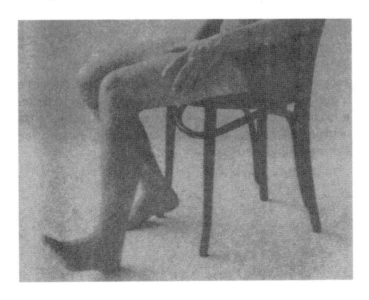

3. Erga os dedos do pé.

uma maneira estabelecida de fazê-la. Ela poderá ficar mais fácil, não mudar ou tornar-se cansativa. Mas alguma coisa construtiva está acontecendo; você está se tornando consciente do movimento do tornozelo. Quando compreender que mover suavemente a cabeça para cima, deixando que o corpo a acompanhe, afeta o movimento do tornozelo e de todas as outras partes do corpo, você começará a aperfeiçoar o uso de si mesmo.

Se você se concentrar somente nos tornozelos, excluindo o resto do corpo, será mais difícil movimentá-los livremente. Continue atento à relação entre a cabeça e o corpo e deixe que o movimento dos tornozelos se harmonize com eles. Os movimentos do corpo agora podem ser uniformes, do alto da cabeça à ponta dos pés.

Agora levante os dedos do pé, tirando-os do chão e deixando o calcanhar no chão. Erga ligeiramente os dedos, e deixe que o resto do pé, com exceção do calcanhar, acompanhe o movimento para cima (Figura 3). Para iniciar e completar esse movimento, movimente a cabeça suavemente para cima e acompanhe-a com o corpo. Alongue a perna, do calcanhar ao quadril. Enquanto continua, volte os dedos para o chão. Repita com o outro pé. Então, fique em pé e caminhe para verificar as mudanças ocorridas.

Aplicações à vida diária

A liberdade dos tornozelos é essencial para um caminhar eficiente e fácil, mas não há necessidade de se concentrar neles a não ser durante a execução dessa Ação. Geralmente, a orientação da cabeça e do corpo para cima, incluindo as pernas e os pés, lhe proporcionará mais liberdade de movimentos.

AÇÃO 6
Flexionando os joelhos

Explorando a si mesmo

Fique em pé, com os pés afastados cerca de 30 a 45 centímetros (mais ou menos a distância entre um ombro e outro). Mantenha os pés quase paralelos: eles devem estar voltados apenas 2,5 centímetros para fora.

Flexione ambos os joelhos até que estejam diretamente sobre o dedão, mantendo o corpo perpendicular ao chão. Então, endireite as pernas e volte à posição em pé.

Observe onde sentiu qualquer pressão sobre os quadris ou pernas. Note o que faz com a cabeça e com o corpo. Você está inclinando os quadris e tornozelos? Repita até descobrir como está flexionando os joelhos.

Aplicando o Movimento Básico

Deixe que a cabeça se movimente suavemente para cima, distanciando-se do corpo, e deixe que o corpo a acompanhe. Inclua as pernas nesse movimento, para que elas se alonguem e fiquem mais leves. Enquanto relaxa os músculos dos joelhos, deixe que se movimentem para a frente (Figura 1). Uma tendência comum é pensar nos joelhos movimentando-se para baixo, o que cria mais pressão do que o necessário. Pelo contrário, certifique-se de que eles se dobrem diretamente para a frente sobre cada pé. Quando você realizar corretamente essa Ação, não sentirá nenhuma pressão ou tensão nos joelhos.

Enquanto os joelhos se dobram, continue a seguir a cabeça para cima com o corpo, sem retesar as pernas. As pernas devem continuar a se alongar, enquanto os joelhos se dobram. Certifique-se de que está relaxando as articulações do quadril, para que o corpo não se incline para trás quando você prende os quadris (Figura 2), ou para a frente, quando você faz um esforço extra e desnecessário ao inclinar os quadris (Figura 3), mas permaneça perpendicular ao chão (Figura 1).

Em vez de empurrar o corpo para baixo com as pernas, movimente a cabeça e o corpo suavemente para cima, a partir das pernas, e deixe que os joelhos os acompanhem.

Mantenha os sentidos alerta para que possa perceber se está tensionando os joelhos em algum momento. Não deixe que os antigos hábitos interfiram na nova maneira de flexionar.

Aplicações à vida diária

A flexão simultânea de ambos os joelhos, raramente, ocorre por si mesma nas atividades diárias; ao contrário, ela faz parte do movimento de sentar-se e levantar-se. Se você é um bailarino, encontrará uma variação desse movimento no plié. Quando as pessoas se inclinam para levantar objetos e realizam a ação com as pernas, como deveriam, em vez de usar as costas, esse movimento está presente mesmo que os pés estejam em posições diferentes. O maior benefício dessa Ação é que ela liberta os quadris e os joelhos, liberdade que a maioria das pessoas necessita. O ato de caminhar é influenciado pela flexibilidade das articulações da perna.

Flexionar os joelhos também é a maneira mais eficiente de realizar qualquer atividade em que você esteja em pé e precise inclinar-se para trabalhar. Trabalhar em um balcão, carpin aria, lavar pratos e passar roupa são exemplos dessas atividades. Em lugar de ir para a frente curvando as costas e os ombros (Figura 4), fique ereto e dobre os joelhos para chegar à altura desejada (Figura 5).

1. Solte os joelhos para a frente.

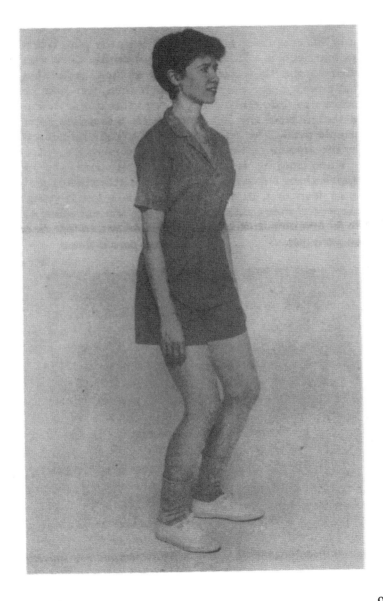

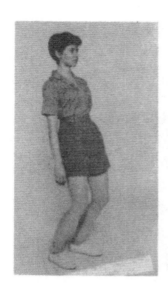

2. Não há necessidade de se inclinar para trás.

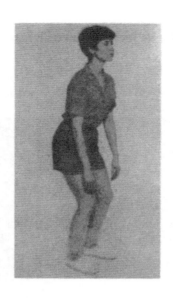

3. Não há necessidade de se inclinar para a frente.

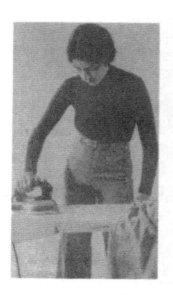

4. Curvando-se para baixo.

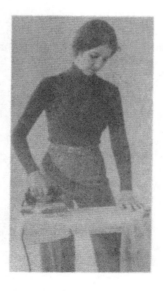

5. Movimentando-se suavemente para cima, com os joelhos dobrados.

AÇÃO 7
Levantando e sentando

Explorando a si mesmo

Na Ação 1, você aprendeu a se inclinar para a frente sem empurrar para a frente. Agora levante-se de uma cadeira observando o que o corpo precisa fazer para ficar em pé. Quando se inclina para a frente para ficar em pé, você usa mais esforço do que quando simplesmente se inclina para a frente na cadeira? Na verdade, não é necessário mais esforço.

Agora sente-se e observe o que acontece na relação entre a cabeça e o corpo. Você imobiliza a cabeça ou qualquer outra parte do corpo enquanto se senta?

Repita as duas Ações, observando todas as coisas envolvidas no ato de sentar-se e levantar-se.

Aplicando o Movimento Básico

Levantando. Sente-se em uma cadeira de altura normal. Comece o movimento tornando-se consciente do que faz com a cabeça e o corpo. Vire a cabeça de um lado para o outro e deixe que ela se movimente para a frente e para cima, distanciando-se do corpo. *Enquanto percebe a direção para a frente e para cima, incline-se para a frente, acompanhando a cabeça com o corpo.*

101

1. Acompanhando a cabeça para cima.

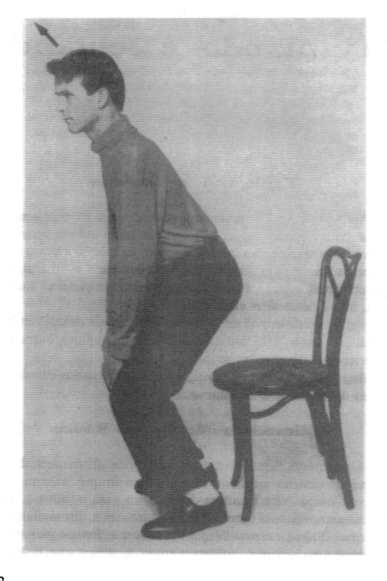

Continue acompanhando enquanto se inclina para a frente, até suspender as nádegas da cadeira (Figura 1). Enquanto você se inclina para a frente, "para cima" torna-se diagonal à cadeira, não em direção ao céu. O movimento terá sido completado assim que as pernas estiverem retas. Sente-se na cadeira e repita o movimento diversas vezes, observando o que faz para ficar em pé. Descubra como fazer o movimento de maneira harmoniosa, com o menor esforço possível. Freqüentemente, as pessoas descobrem que estão dando um pequeno empurrão, uma pequena contração, assim que deixam a cadeira. Existem muitas pessoas que, a princípio, sentem que esse pequeno empurrão é absolutamente necessário, mas descobrem que não é assim que deixam o corpo acompanhar a cabeça.

Ao conseguir um pequeno progresso nesse movimento, desde sentar-se até suspender as nádegas da cadeira, a próxima vez continue até ficar em pé. "Para cima" irá mudando continuamente em relação à posição vertical, à medida que você se inclina para a frente. Observe se continua acompanhando a cabeça ou se muda de direção e empurra para cima (Figura 2). Cuidado para não tentar balançar em direção aos pés (Figura 3).

NOTA: Quando você se levanta, é necessário usar os músculos das coxas até certo ponto; assim, em vez de se concentrar nas pernas, observe o que deve fazer com a cabeça e o corpo para adquirir o uso mais eficiente das pernas.

Depois de chegar à posição em pé, a cabeça segue para cima e o corpo continua acompanhando. Não há motivos para abandonar a direção para cima e desabar depois de ficar em pé (Figura 4).

Sentando. No ato de sentar-se, a vantagem de acompanhar a cabeça com o corpo é que você adquire controle de seu equilíbrio enquanto se senta. Uma importante idéia sobre o ato de *sentar-se* é que o corpo deve *continuar a acompanhar a cabeça para cima.* Se você permitir que todas as suas articulações flexionem enquanto se senta, e dirigir a energia para cima, aliviando a pressão sobre as articulações, em lugar de retesá-las para não cair, você não precisará fazer tanto esforço.

Enquanto fica de pé, em frente da cadeira, mantenha a cabeça e o corpo para cima. Tão logo sentir que está livre da pres-

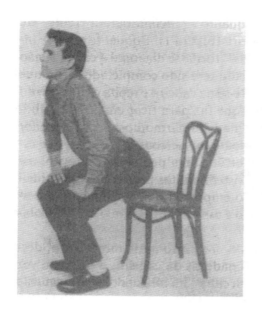

2. Cuidado para não empurrar.

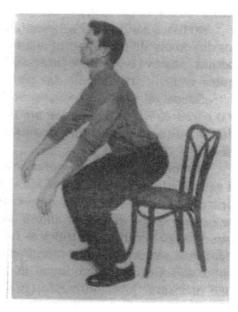

3. Cuidado para não balançar para cima.

4. Quando estiver em pé, continue movimentando suavemente para cima.

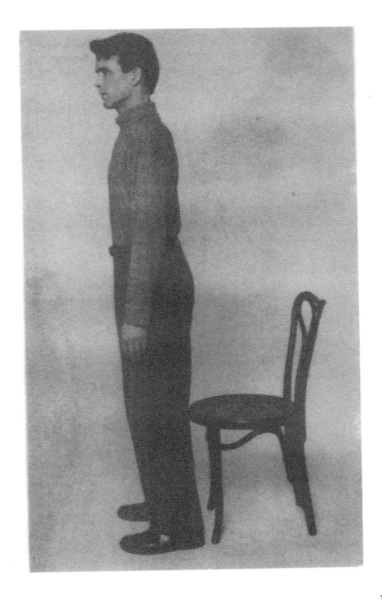

5. *Flexionando as articulações para se sentar.*

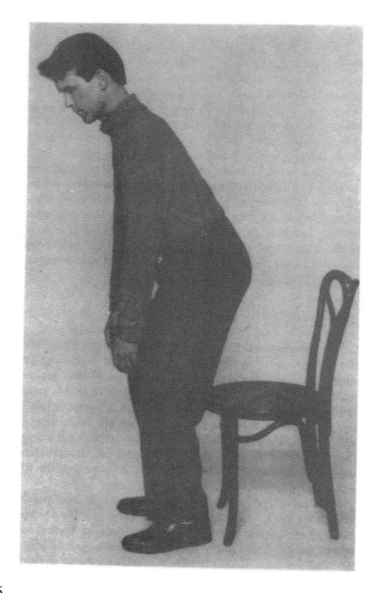

são sobre as pernas, relaxe as articulações da perna e deixe que se dobrem. Lembre-se também de deixar os quadris se flexionarem, permitindo que se incline para a frente ao se aproximar da cadeira (Figura 5). Se isso parecer complicado, levante-se novamente, observando até onde você se inclinou para a frente enquanto se levanta. Sentar-se é o mesmo movimento, ao contrário.

Aplicações à vida diária

Dos movimentos que repetimos com maior freqüência, o movimento de levantar-se e sentar-se, e vice-versa, é o que usa o corpo todo. A maioria das pessoas utiliza essa ação muitas vezes em um dia, de inúmeras maneiras e posições. Contudo, independentemente do modo como é realizado, é sempre o mesmo movimento básico: flexionar os quadris, joelhos e tornozelos, e dobrar para sentar-se; endireitar as articulações e reequilibrar o peso sobre os pés para se levantar. Esse é um dos melhores movimentos para explorar a coordenação de todo o corpo.

Muitas pessoas deixam-se cair em uma cadeira e se empurram, visando levantar-se. Quantas pessoas você já viu, que forçam o joelho para baixo com as mãos, tentanto levantar-se, quando, na verdade, precisam das pernas para ficar em pé? (Figura 2). Sem mesmo pensar a esse respeito, muitos dividem o movimento de levantar-se em etapas: inclinar-se para a frente, puxar para baixo, levantar-se. Elas realizam uma seqüência que se assemelha à mudança de marchas de uma *pickup* dos anos 50. Mas, se você aprender a acompanhar a cabeça com o corpo, pode evitar a mudança de orientação e levantar-se num único movimento contínuo. Você ainda terá a flexibilidade para girar e voltar a cabeça, estender os braços ou executar qualquer outra variação do movimento de levantar-se. E pode fazê-lo sem o esforço extra de forçar ou tensionar os músculos.

Algumas palavras sobre a fala

A quantidade de compressão no pescoço, cabeça e corpo afeta a maneira de falar. Quando você aprende a acompanhar o movimento para cima da cabeça com todo o corpo, também estará soltando a respiração (veja as páginas 30-32). Maior liberdade na respiração proporciona maior liberdade na fala.

107

Leia um livro em voz alta ou recite um simples verso infantil, sentado confortavelmente numa cadeira. Como você usa a cabeça, pescoço e torso? Você os deixa livres ou puxa-os para baixo? Enrijece o pescoço, ou a cabeça descansa livremente sobre o pescoço? Inspira pela boca ou deixa que o ar flua para você através do nariz?

Descubra o que acontece quando pensa em toda cabeça, movimentando-se suavemente para cima e todo o corpo se alongando. Deixe que o ar flua para você através do nariz; então, enquanto continua a orientar a cabeça para cima, fale novamente. Se continuar se movimentando suavemente para cima enquanto fala, descobrirá como falar pode ser mais fácil.

O "ah" sussurrado

Sempre que ler em voz alta ou falar, deixe que o som saia tão espontaneamente quanto a respiração. Pratique deixar a respiração fluir pelo céu da boca. Sussurrar um "ah" lhe dá a chance de coordenar um movimento livre e fácil no maxilar, pescoço, espinha e respiração. Você terá o controle de uma voz rica, cheia, tanto em conversas sociais como nas ocasiões em que precisa se dirigir a grupos maiores.

Primeiro, verifique a flexibilidade do maxilar, colocando suavemente a ponta dos dedos no queixo, logo abaixo do lábio inferior, com os polegares no lado inferior do maxilar (Figura 6). Deixando os músculos do maxilar soltos e relaxados, abra e feche lentamente a boca com os dedos. Então, rápida e suavemente, sacuda o maxilar para cima e para baixo, da mesma maneira. Se o maxilar resistir durante esse teste, provavelmente você está tensionando o maxilar e os músculos da língua quando fala.

Você pode modificar essa situação com um procedimento bem simples. Certifique-se de que, enquanto o executa, toda a cabeça se movimenta suavemente para a frente e para cima, enquanto todo o corpo se alonga. Descanse o maxilar nas mãos, colocando os polegares sob o ângulo da parte de trás do maxilar e as pontas dos dedos à frente das orelhas. As partes acolchoadas das mãos estarão unidas no queixo. Usando as mãos no maxilar inferior, abra a boca lentamente (Figura 7). Então, feche a boca novamente, usando as mãos, e quando os lábios se unirem, inspire.

Abaixe novamente o maxilar e deixe que a respiração flua através da boca aberta, enquanto o corpo continua acompanhando suavemente o movimento para cima da cabeça. Pense na respiração fluindo pelo céu da boca. É como se você estivesse sussurrando a sílaba "ah".

Quando tiver descoberto como abrir a boca sem nenhum esforço muscular (usando as mãos), você pode simplesmente abrir a boca, com o maxilar solto, sem usar as mãos. Tente. Então, sussurre o "ah" sem usar as mãos. Depois de ter sussurrado o "ah" duas ou três vezes, deixe que o quarto sussurro se transforme num "ah" pronunciado. Observe se a cabeça continua se movimentando para a frente e para cima, acompanhada pelo corpo. Sempre que precisar respirar, feche os lábios e deixe que o ar entre. Quando estiver lendo em voz alta, conversando ao telefone, cantando ou falando, deixe a voz fluir como o "ah" pronunciado. Finalmente, sempre que usar a voz, estará usando a técnica de Alexander com desenvoltura.

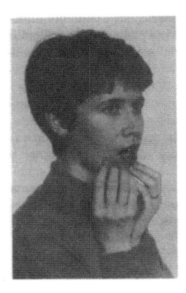
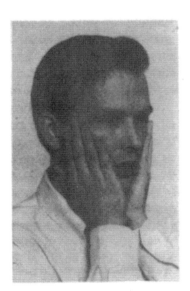

Figuras 6 e 7

Estimulando as crianças

John Dewey disse que a descoberta de Alexander e seu método de procedimento são perfeitos para os mais jovens. Assim, se você é pai ou trabalha com crianças, pode compartilhar essa maneira fácil de usarmos a nós mesmos em qualquer idade. Até os cinco anos, não há necessidade de nenhum ensino formal. Simplesmente oriente as crianças com atenção (veja as páginas 76-77) e apresente um bom exemplo a ser imitado, usando a técnica em si mesmo.

Aos cinco ou seis anos, as crianças adoram explorar o uso de si mesmas. Cinco a dez minutos é o bastante para estimular sua percepção consciente no que se refere à tensão *versus* facilidade.

Em primeiro lugar, você pode descobrir o que elas já perceberam que acontece com o corpo das pessoas quando estão tensas. (Fiquei surpresa ao ver como as crianças são precisas na descrição dos ombros levantados e pescoços comprimidos de uma pessoa tensa.) Sugira que ao deixarem as cabeças flutuarem suavemente para cima e os corpos se alongarem, elas realmente diminuem a tensão. Em lugar de usar a palavra "alongar", você pode dizer como os corpos ficam mais altos e mais longos e se expandem para fora. As crianças tendem a ser extraordinariamente receptivas à idéia de que a cabeça comanda e o corpo acompanha.

"Uma pequena rotina diária" durante o período de descanso ou depois da aula de ginástica, usando os suaves movimentos, também estimula a consciência física das crianças e sua capacidade para liberar a tensão. Com freqüência, apenas o pensamento de deixar o pescoço solto, a cabeça flutuar para cima distanciando-se do começo da espinha e o corpo se alongar é o suficiente para obter os resultados desejáveis, e as crianças se sentirão mais leves e mais tranqüilas ao retornarem às suas atividades.

Uma pequena rotina diária

Um período de descanso

As experiências que você fez até agora foram planejadas para lhe ensinar o controle consciente de si mesmo. Seu objetivo é ensiná-lo a deixar a cabeça e o corpo se movimentarem suavemente *para cima* durante *qualquer* movimento.

Existe uma atividade que você pode usar diariamente para reforçar o processo de alongamento no movimento. Comece encontrando um lugar confortável, relativamente tranqüilo, que possa ser regularmente utilizado. Deite-se com os pés encostados no chão e os joelhos flexionados. Idealmente, os pés devem ficar na mesma distância que há entre os ombros e os joelhos equilibrados livremente, acima dos pés (Figura 1). Na realidade, cada joelho tenderá a cair na direção do outro, ou para fora, como asas abertas. Veja se consegue fazer com que os joelhos caiam para dentro e não para fora. Afastar um pouco os pés ajudará bastante.

Deixe os pés descansando, paralelos, sobre o chão, e afaste-os das nádegas, mais ou menos, 60 centímetros. Se qualquer uma dessas posições criar pressão excessiva, faça pequenos ajustes. Fique confortável sobre as costas, com os pés no chão. À medida que você aprender a dirigir a energia para cima e a se movimentar com maior liberdade, será mais fácil deitar-se desse modo. Mantenha os olhos abertos.

Deixe os braços ao lado do corpo, descansando livremente sobre o chão, ou flexione-os nos cotovelos e descanse as mãos confortavelmente sobre o estômago. Se desejar, use um travesseiro baixo sob a sua cabeça, embora em breve você será capaz de descansar sem travesseiro. Simplesmente deite-se durante dois a cinco minutos. (Quando estiver se sentindo extremamente tenso, você talvez precise de até vinte minutos.) Enquanto estiver deitado, anote mentalmente a condição do corpo. Depois, escreva o que observou durante cada sessão, para que possa comparar sua percepção consciente de uma semana para a outra. Por exemplo:

Pressão na parte posterior dos quadris.
Formigamento no joelho direito.
Dor na parte superior esquerda das costas.
O chão está frio nas costas.
Minha respiração movimenta o estômago.
A parte inferior das costas não toca o chão.
No início, sinto-me um pouco irritado.
Dedos frios.
Fiquei mais calmo no final, mais aquecido.

Provavelmente você observará as mesmas coisas de um dia para o outro, mas continue a anotá-las. Talvez possa se lembrar de todas essa sensações; neste caso, não há necessidade de anotá-las, e você pode usar a memória.

O importante é que você começou a dedicar um período, todos os dias, por mais curto que seja, para cuidar do corpo. Quando tiver mudado o sistema de crenças, de "Tenho muitas coisas im-

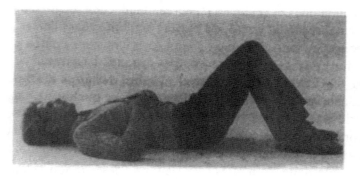

1. Deitado.

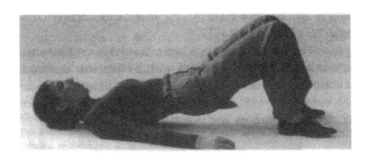

Figura 2.

portantes para fazer, e muitas responsabilidades, para gastar tempo comigo" para "O tempo gasto comigo é tão importante quanto qualquer outro", estará dando a si mesmo a oportunidade de aperfeiçoar seu desempenho em qualquer atividade.

Depois de ter descansado por alguns minutos, deixe a cabeça se distanciar do corpo e o corpo se alongar, das nádegas aos ombros. Deixe os ombros abertos e expandidos. Não há necessidade de empurrar o corpo. Contudo, no início você pode descobrir que o corpo realmente começa a se alongar, mas, devido à fricção com o chão, sente-se preso. Se isso acontecer, faça a seguinte série de movimentos para que o corpo continue se alongando.

1. Com a parte posterior da cabeça sempre encostada no chão, incline-a para a frente, com o queixo em direção ao tórax, e então, de volta para trás, diversas vezes. Durante a execução desse movimento, a cabeça continua a se movimentar *suavemente*, distanciando-se do corpo. Depois, deixe a cabeça descansar em uma posição em que o pescoço, frente e trás, pareça mais longo.

2. Erga o ombro direito em direção ao teto. Enquanto o coloca de volta no chão, movimente-o levemente para fora. Novamente, você sentirá o ombro ligeiramente mais longo na frente e atrás. Faça o mesmo com o ombro esquerdo.

3. Com pés firmemente no chão, erga os quadris. Esse movimento continua até o meio das costas. Então, começando do meio

das costas, abaixe lentamente o corpo, até que os quadris encostem novamente no chão (Figura 2).

Agora que você não se sente mais preso ao chão, está pronto para experimentar alguns movimentos na posição deitada. Durante todos os movimentos seguintes, pense na cabeça distanciando-se suavemente do corpo, a partir do começo da espinha, e no corpo se alongando. Deixe sempe os joelhos soltos.

Girando a cabeça

Veja se consegue girar facilmente a cabeça, de um lado para o outro. Observe se qualquer outra parte do corpo se enrijece ou se move enquanto gira a cabeça. Mova a cabeça deixando que ela se afaste suavemente do corpo e, quando o pescoço começar a alongar, gire a cabeça de um lado para o outro. Cuidado para não aumentar a pressão da cabeça contra o chão. Encontre uma maneira de se mover sem sacudir ou tensionar o corpo. Use a ausência de tensão para movimentar a cabeça. Vire-a de um lado para o outro algumas vezes.

Continue testando o movimento da cabeça, girando-a de um lado para o outro. Tente fazer movimentos mais rápidos com o mínimo de tensão. Qualquer movimento pode ser realizado ao deixar que a cabeça se movimente para cima e o corpo a acompanhe. Não há necessidade de tensionar qualquer parte do corpo para iniciar o movimento.

Movimentando os braços

Erga os braços, um de cada vez, começando o movimento ao dirigir a cabeça para cima. Suavemente, alongue até a ponta dos dedos. Continue com os ombros relaxados. Primeiro, deixe a mão se erguer do chão, flexionando o punho (Figura 3). Então, suspenda a parte inferior do braço, acompanhando a mão e dobrando o cotovelo (Figura 4). Finalmente, a parte superior do braço acompanha o movimento, e todo o braço ficará acima do corpo (Figura 5). Estenda o braço. Flexione-o e incline-o como desejar. Todos os movimentos podem ser desenvoltos, sem esforço.

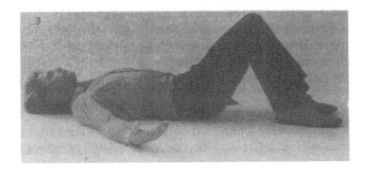

3. Primeiro, mova a mão.

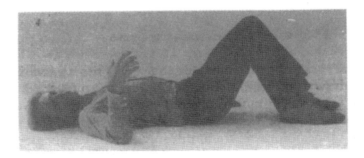

4. Então, movimente a parte inferior do braço.

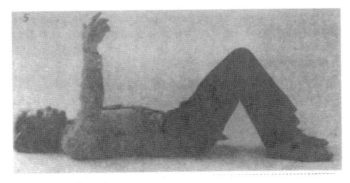

5. Mova todo o braço.

Deixe que o outro braço se erga da mesma maneira. Certifique-se de movimentar o braço sem nenhum solavanco ou prender alguma parte. Preste atenção ao que faz com a cabeça e corpo, enquanto movimenta o braço. Observe se pressiona a cabeça contra o chão ou se a levanta ligeiramente para movimentar o braço.

Então, lenta e suavemente, mova *ambos* os braços, como desejar. Veja o que acontece quando movimenta os braços rápida e bruscamente. Não interfira na liberdade que criou na cabeça, corpo e braços.

Sempre que abaixar os braços, deixe que a parte superior do braço encoste no chão em primeiro lugar. Enquanto o abaixa suavemente, alongue-o em direção ao cotovelo. Não há necessidade de empurrá-lo para longe do corpo. Então, deixe que a parte inferior do braço acompanhe e, finalmente, a mão, continuando os movimentos de facilitação.

Movimentando as pernas

A seguir, erga as pernas, uma de cada vez. Dirija a energia para cima, através do joelho dobrado, em direção ao teto, deixando que a cabeça se distancie do corpo enquanto este a acompanha. Erga um dos pés, trazendo a perna em direção ao tórax (Figura 6). O joelho descreverá um pequeno arco. Então, coloque novamente o pé no chão. Faça isso algumas vezes com cada perna, observando onde você se enrijece e notando se tensiona a cabeça enquanto movimenta a perna. Volte sempre à posição com os joelhos flexionados.

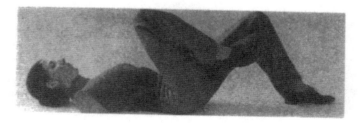

6. Traga a perna em direção ao tórax.

Agora, erga a perna esquerda novamente e traga-a em direção ao tórax. A seguir, enquanto a perna se afasta novamente do tórax, deixe que o pé esquerdo deslize pelo chão, afastando-se do corpo, até que esteja estendido e totalmente apoiado no chão (Figura 7). Deixe que a perna direita se estenda da mesma maneira.

O objetivo é aprender a movimentar as pernas com o menor enrijecimento no estômago, costas e corpo. Com os pés no chão, flexione novamente os joelhos, um de cada vez, enquanto pensa nas pernas se alongando para fora, através dos joelhos. Continue relaxando a cabeça, pescoço e torso.

Virando para o lado

Deixe os joelhos se inclinarem lenta e livremente para o lado. Para isso, deixe que a cabeça comece a virar para o mesmo lado (Figura 8). Enquanto ela continua a se mover, deixe os joelhos encostarem no chão, fazendo com que o corpo vire até estar deitado sobre um dos lados (Figura 9). Então, vire-se novamente de costas, movendo primeiro a cabeça e deixando que todo o corpo a acompanhe. Gire para o outro lado da mesma maneira. Deixe sempre a cabeça e o pescoço soltos.

Levantar-se

Para se sentar, partindo da posição deitada, gire para o lado. Deixe a cabeça se distanciar do corpo e o corpo acompanhar.

Use o braço que está em cima para se apoiar no chão, à frente do tórax (Figura 9). Agora, você pode se sentar. Enquanto se senta, é essencial que a cabeça continue se movendo, sem prendê-la no lugar. Para se levantar, simplesmente acompanhe a cabeça com o corpo.

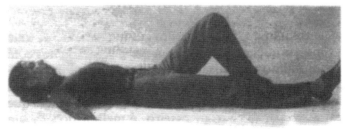

7. A perna está estendida.

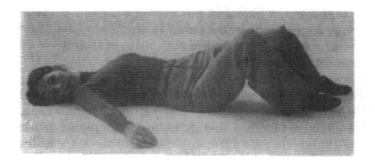

8. Deixe a cabeça girar para o lado.

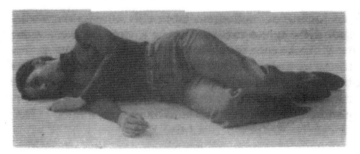

9. Os joelhos giram para o chão.

Lembre-se: a cabeça não precisa necessariamente ser a parte mais alta do corpo, enquanto se levanta. Se quiser se inclinar enquanto se levanta, deixe a cabeça ir para fora, partindo do começo da espinha, e que o corpo a acompanhe. Agora, endireite-se, fazendo o mesmo.

Um cochilo repousante

Algumas vezes não nos beneficiamos completamente de uma boa noite de sono porque, enquanto dormimos, continuamos com muitos de nossos hábitos de tensão. A melhor maneira para dormir é deitado de costas, a não ser que alguns problemas físicos específicos impeçam essa posição. Um bom travesseiro macio que se ajuste à cabeça, ou nenhum travesseiro, é melhor do que um travesseiro duro e alto.

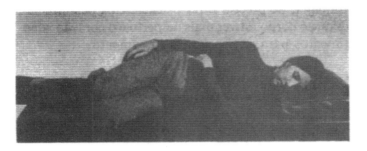

10. Alongando.

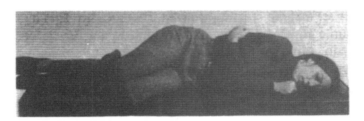

11. Comprimindo.

Ao se deitar, use a posição de descanso descrita anteriormente (Figura 1). Então, deixe que as pernas se estendam e descansem sobre o colchão, enquanto a cabeça se distancia e o corpo acompanha.

Se precisa dormir de lado, algumas adaptações tornarão essa posição mais proveitosa. Acomode o travesseiro sob o lado da cabeça para que o pescoço fique reto, como se você estivesse em pé. Isso impedirá que o corpo caia sobre o ombro que está em contato com o colchão e evitará que o pescoço fique comprimido (Figuras 10, 11). Então, coloque o braço de cima ao lado do corpo, ou pelo menos, apóie sua parte superior e dobre o cotovelo. Desse modo, o ombro de cima não se curvará, caindo sobre o tórax (Figura 11), mas descansará diretamente acima do outro ombro, com o tórax e costas descontraídos.

Ao acordar, pela manhã, evite fazer qualquer movimento, como sentar-se, o que pode abalar o corpo com uma ação muscular exagerada. Se você dormiu de costas, primeiramente gire para o lado, então sente-se suavemente enquanto movimenta a cabeça e o corpo para cima. Se precisa fazer os exercícios pela manhã, faça-os *depois* que o corpo estiver mais desperto e o coração adaptado aos batimentos para um corpo em movimento.

Controle emocional — preocupações, raiva, pânico

Você pode utilizar a técnica de Alexander em sua vida diária, para que suas emoções não se descontrolem. As emoções não são o resultado de uma decisão consciente; elas surgem subconscientemente, antes que a mente consciente possa agir. O valor do controle pode ser medido se lembrarmos dos eventos infelizes que nos magoaram e àqueles a quem amamos devido a ações decorrentes do medo, raiva ou hostilidade.

Qualquer emoção destrutiva, prejudicial ou debilitante se manifestará em tensões que você pode perceber antes mesmo de se descontrolar. A raiva, por exemplo, antes mesmo de você ficar perturbado ou explodir, tensiona os músculos do pescoço, maxilar e ombros, entre outros. Quando você perceber esses sinais, simplesmente lhes dê um pouco de atenção, movimentando suavemente a cabeça para cima e deixando que o corpo a acompanhe. Isso não é o mesmo que *reprimir* a raiva, o que pode deixá-lo desconcertado ou tornar as coisas piores. Ao contrário, a nova direção de sua energia, liberando a tensão através de todo o corpo, lhe oferece um meio de lidar com a emoção, fazendo com que ela permaneça um potencial para a ação, mas sem interferir na decisão racional ou qualquer ação que você possa realizar.

Com esse procedimento você pode, por exemplo, eliminar o pânico criado pelo medo e avaliar a situação que o provocou, fazendo algo a esse respeito.

Algumas sugestões úteis

Agora você tem o programa simples que possibilitará uma importante mudança em seu funcionamento, em todos os níveis de sua vida diária. Você aprendeu uma nova maneira de pensar e se movimentar.

Mas, talvez porque a técnica de Alexander seja tão fácil, criamos dificuldades desnecessárias durante o processo de aprendizado. Talvez isso aconteça porque ela parece muito boa para ser verdade: não pode ser tão simples. Certamente deveriam existir dificuldades e, assim, tratamos de inventá-las.

Como professora de técnica de Alexander presenciei muitas das dificuldades que as pessoas criam para si mesmas no começo. A seguir, algumas das dificuldades desnecessárias mais freqüentes.

Essas descrições resumidas pretendem ser uma série de sugestões úteis durante a execução da técnica. Talvez você não tenha nenhum dos problemas descritos abaixo. Nesse caso, muito bom e muito bem. Mas talvez descubra um ou outro obstáculo que estava dificultando seu progresso na técnica. Se esse for o caso, anote cuidadosamente o exemplo que se aplica a você, o problema envolvido e a resposta para ele. O objetivo desses exemplos é oferecer um meio para que se compreenda e se resolva quaisquer problemas desnecessários que possa reconhecer em si. Ele pode ser eliminado tão logo você fique consciente dele, e não precisa impedir o suave trajeto para tornar sua a técnica de Alexander.

121

O preocupado

Uma das tendências mais comuns nos iniciantes é o hábito de dizer "Eu não consigo". Essas pessoas se concentram naquilo que não fazem ou não conseguem fazer. Quando, por exemplo, instruem o corpo a acompanhar a cabeça, imediatamente perguntam a si mesmas: "Será que estou fazendo isso?". Elas percebem que não está acontecendo nada e então pensam: "Não estou fazendo. Não consigo!".

A idéia da técnica de Alexander é prestar atenção ao que você *está* fazendo. Você está puxando para baixo? Então vá para cima. Não se preocupe com o que *não* está fazendo. Em outras palavras, não é necessário ficar em um estado de contínuo desapontamento quando sentir que está errado. Pensar sobre como deveria estar se movimentando para cima é como planejar lavar as roupas em vez de realmente fazê-lo.

A dona-de-casa esgotada

Uma de minhas próprias experiências pode explicar melhor o que está envolvido nesse caso. Certo dia, estava na cozinha, depois de ter passado toda a manhã ensinando a técnica e falando bastante sobre a integração do relaxamento nas atividades diárias. Enquanto esfregava furiosamente uma panela queimada e considerava tudo isso, subitamente pensei: "Por que não praticar o que você ensina?". Assim, deixei minha cabeça se movimentar para cima e meu corpo acompanhá-la. No processo, percebi que estava curvada, com os ombros encolhidos.

Enquanto permanecia lá, sentindo-me confortável, deixei meus braços se alongarem e segurei a escova de limpeza levemente. Testei a força necessária para segurá-la e comecei a pressionar mais levemente a panela. Ela já começava a ficar limpa. Enquanto estava lá, sentindo-me cada vez melhor, a culpa me envolveu. Isso não pode estar certo, pois está fazendo com que eu me sinta bem, em vez de cansada ou tensa, concluí. Contudo, continuei minha experiência até a panela ficar limpa e, então, senti-me realmente revigorada.

Depois dessa experiência, comecei a perceber uma atitude física definida, que surgia sempre que trabalhava na cozinha ou executava outras tarefas domésticas. Toda atividade estava ligada a uma atitude física diferente, mas geralmente cansativa. Somente ao pensar durante a atividade fui capaz de evitar o excesso de esforço que me fazia sentir que estava realizando um bom trabalho. Realmente não há necessidade de ser uma "dona-de-casa esgotada".

O pensador

Ele diz: "Eu penso e penso sobre minha cabeça se dirigindo para cima, mas nada acontece".

Eu lhe digo: você não compreendeu o que eu quis dizer com "pensar". Não é apenas o processo de repetir as palavras ou idéias na cabeça. Pensar, nesses termos, deve ser um processo ativo, que realmente o liberte dos puxões para baixo que ocorrem normalmente. Deixe que as coisas aconteçam. Volte às palavras anteriores para experimentar.

O cientista

Ele concluiu: "Minha cabeça e corpo só podem avançar mais para cima se o próximo passo for a levitação. Como as palavras podem fazê-lo ir mais longe, quando se atinge esse limite?".

O que ele esqueceu é que para cima é uma direção, não um lugar. Existe um ponto máximo de alongamento da espinha, mas você sempre pode continuar a dirigir a cabeça para cima enquanto se movimenta. Isso mostra a tendência a puxá-la para baixo.

O manipulador

"Quando tenho dor de cabeça devido à tensão, posso forçar... bem, com minhas mãos. Posso estirar o pescoço colando uma das mãos sob o queixo, a outra mão no ombro, e empurrar a cabeça para cima. Mas não posso me manter assim. Quando tiro as mãos, a cabeça desce de novo."

Obviamente, você não pode andar desse jeito e executar suas atividades diárias. Mas pode ter um pensamento construtivo que transfere para todas as atividades. Oriente a cabeça a se movimentar para cima e o corpo acompanhá-la, com a consciência, não com as mãos.

O incapaz

O incapaz diz: "Ah, é preciso tanta energia para permanecer alerta e lembrar de se movimentar 'para cima'. Não posso andar por aí, pensando nisso o tempo todo. Tenho coisas a fazer, e é muito difícil fazer duas coisas ao mesmo tempo".

Impedir o puxão para trás e para baixo é como abandonar qualquer outro hábito. No começo, você precisa se lembrar de fazer algo diferente — neste caso, movimentar a cabeça para cima. Logo sua percepção consciente se tornará parte integrante de tudo o que você faz. Não será mais necessário procurar o pensamento para movimentar a cabeça. Ele estará lá.

O passo a passo

Ele diz: "Eu faço o movimento para cima sempre antes de me mover, mas apenas pareço rígido e formal".

Para o passo a passo, respondo: veja se pode se dirigir para cima visando fazer um movimento, em vez de se dirigir para cima *antes* de se movimentar. Desse modo, a mudança surgirá das atividades que fizer e não como resultado de alguma coisa imposta. Se fizer isso, "para cima" torna-se relativo ao movimento que se realiza. Se você se inclinar, a cabeça ainda pode se movimentar para cima distanciando-se do corpo, mas, naturalmente, não em direção ao teto. O próximo passo será aprender a continuar dirigindo a energia para cima durante o movimento.

O imobilizado

Ele declara: "Eu sei onde é 'para cima' e, quando estou sentado sem fazer nada, posso me lembrar de pensar sobre isso. Mas, assim que me movimento, penso naquele movimento imediato e me esqueço de ir para cima. É claro que preciso fazer alguma coisa, tensionar alguns músculos, para ir para a frente, quando estou sentado em uma cadeira".

Quando você está deixando a cabeça se movimentar suavemente para cima e o corpo acompanhá-la, já está se movimentando; assim, tudo o que precisa fazer é continuar se movimentando e chegará aonde quer. Você ainda precisa aprender a reconhecer seu movimento sem tensionar ou puxar para baixo. Penso em qualquer ação como um movimento para cima de minha cabeça e corpo. Por exemplo, vou para cima com a cabeça e deixo que o corpo acompanhe, para alcançar algo com o braço, em *qualquer* direção.

O exagerado

Ele tem o problema oposto ao do incapaz: "Quando faço o que considero ir para cima e manter, prender, sinto-me muito desconfortável e rígido. Tento pensar nisso o tempo todo, e, então, sinto como se não pudesse me mover, caso contrário deixo escapar. Assim, não viro a cabeça e nunca me relaxo quando estou sentado".

Sempre que você pensar que está fazendo alguma coisa da maneira certa, esqueça-a. Você próprio muda, de movimento a movimento, assim como as exigências de qualquer atividade em que esteja envolvido. O que *você* faz é movimentar a cabeça para cima, o mais possível; então, quando chega ao limite, fica tenso, preso e torna-se rígido. O objetivo de deixar a cabeça se movimentar suavemente para cima e o corpo acompanhá-la, é permitir que você adquira um pouco mais de *flexibilidade* e *facilidade*. Quando você chega a se recusar a mudar, perde a flexibilidade.

O fato é: você está indo para cima assim que pensa nisso. Isso é bom. A mudança é muito sutil. Satisfaça-se com pouco para perceber mais as mudanças menores.

O detalhista

Ele insiste em pensar sobre si mesmo como um conjunto de partes, e parece haver tantas! "Eu não posso pensar em mais de uma coisa ao mesmo tempo!", diz ele. Por mais que se esforce, parece não conseguir se lembrar de todas as partes do corpo ao mesmo tempo.

Para a maioria das pessoas, aprender a pensar em si mesmas como um todo e não como um conjunto de partes é uma característica essencial para aprender a técnica de Alexander. Andar aos pulos como uma bola de fliperama, parte por parte, não prejudicará sua percepção consciente enquanto começa a ensinar a si mesmo. Contudo, você se movimentará mais facilmente quando aprender a dirigir toda a cabeça e todo o corpo simultaneamente. Lembre-se de que a cabeça está ligada ao corpo; quando ela se movimenta, o corpo a acompanha naturalmente.

O praticante

Ele reclama: "Eu vou para casa e pratico essa técnica todo dia. Faço dez minutos pela manhã e dez minutos após o jantar. Eu realmente posso me movimentar muito bem para cima e para trás na cadeira, mas não pareço estar provocando nenhuma mudança. Ainda me sinto tão tenso quanto antes, depois de um longo dia no escritório. Talvez eu esteja praticando de maneira errada".

Em primeiro lugar, pare de praticar e comece a viver! Ao estudar o princípio de Alexander, você está tentando aprender a usar a si mesmo. E quando você usa mais a si mesmo? Em todas as atividades diárias — comendo, falando com um amigo, tomando banho. Essas são as coisas que você faz sempre, provavelmente sem consciência. Quando começa a deixar que a cabeça se movimente suavemente para cima e que o corpo a acompanhe, enquanto lava as mãos, por exemplo, estará colocando em prática aquilo que aprendeu.

Você não precisa pensar durante toda a atividade. Mas, de vez em quando, observe e veja se pode sentir um pouco mais de facilidade. Aí, estará oferecendo a si mesmo uma escolha que não conhecia antes — a escolha de agir com ou sem tensão.

O perfeccionista

Ele diz: "Não consigo lembrar onde colocar a cabeça para reaver a sensação de liberdade. Como é mesmo? Algumas vezes decido encolher o queixo e empurrar os ombros para trás, mas eles parecem nunca ficar assim. E os pés, devem se apoiar no chão com os calcanhares ou com os dedos do pé?".

Não existe lugar certo para colocar a cabeça, corpo, ombros, queixo ou outra coisa qualquer. O princípio de Alexander é um princípio de *movimento*, não de postura ou posição. Assim, quando você deixa de interferir no funcionamento natural do corpo, você fica mais ereto.

Volte a deixar que a cabeça se movimente para cima e se distancie do corpo, enquanto este a acompanha, em qualquer movimento que fizer; por exemplo, ao dar um passo. Então, você estará no caminho certo.

O vigilante do peso

Sua razoável pergunta é: "Você diz que, se eu usar a técnica de Alexander, aprenderei a colocar menos energia em tudo o que faço. Não vou ficar flácida e fora de forma se deixar de utilizar mais energia? Então, precisarei me exercitar duas vezes mais".

Você está fazendo uma suposição errada, se pensa que simplesmente utilizando energia se manterá em forma. É a maneira de *usar* a energia que ajuda o corpo. A tensão não a mantém em forma; ela apenas favorece tecidos musculares duros, presos. Devido à tensão desnecessária em determinadas partes do corpo, alguns músculos não são usados, e geralmente se tornam uma área de depósito de gordura. Quando aprender a usar o corpo como um todo integrado, então obterá o uso máximo de todos os músculos, em tudo o que fizer.

www.gruposummus.com.br

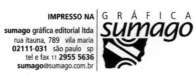

IMPRESSO NA
sumago gráfica editorial ltda
rua itauna, 789   vila maria
02111-031   são paulo   sp
tel e fax 11 **2955 5636**
sumago@sumago.com.br